拉背

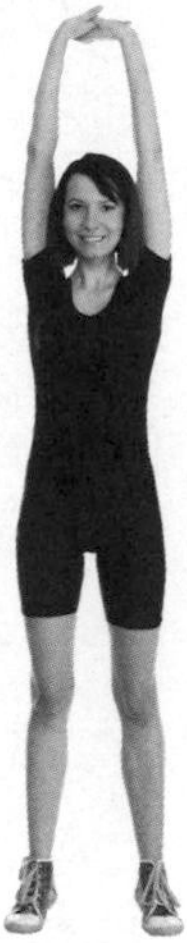

調整小姿勢，拯救痠麻痛

長く健康でいたければ、「背伸び」をしなさい

仲野孝明／著　蔡麗蓉／譯

第1章 身體不適及情緒不佳，都是姿勢造成的

第2章 歪斜的原因不在「脊椎」而是「深層肌肉」！

第3章

拉背三十秒，史上最強健康法

第4章

試著養成想到就「拉背」的生活習慣！

前言

正姿可以改善這些症狀與病徵

姿勢不正也被稱作脊椎不正，但是大家知道不正確的姿勢還會出現其他問題嗎？

截至目前為止，我已治療超過十五萬人次，**姿勢不正除了會脊椎不正之外，連「內臟」以及「大腦」都會出現歪斜**，於是連帶使人失去健康，這種情形我屢見不鮮。

脊椎歪斜甚至會造成肌肉、神經、內臟、大腦的負擔，所以除了會腰痛及肩膀痠痛之外，還會引發手腳麻痺或精神官能症等症狀。

許多人總直觀認為，只有腰、肩膀、頸部的痠痛才與脊椎或姿勢有關。逕自以為身體其他部位的不適，與姿勢毫無關係，因此輕忽了姿勢的重要。

脊椎是身體很重要的支柱，脊髓有許多的神經通過椎間孔，進而影響著人體的眾多器官。因此若脊椎歪斜，甚至還會出現下述各種症狀。

錯誤姿勢所引發的各式症狀

- 身體不適
- 高血壓
- 視力不良
- 肩膀痠痛
- 頭痛
- 腰痛
- 生理痛
- 慢性疲勞
- 手腳冰冷
- 頭暈目眩
- 焦躁不安
- 手腳麻痺
- 便祕
- 貧血
- 關節痛
- 過敏
- 梅尼爾氏症
- 坐骨神經痛
- 耳鳴
- 氣喘
- 憂鬱症
- ＡＤＨＤ

當我們在日常生活中時常姿勢不正的話，所造成的影響將超乎我們想像。

近年來姿勢的重要性愈來愈受到矚目。例如長時間使用電腦或使用智慧型手機對身體所造成的弊害，大家應該都曾經聽說過吧？

各大企業更為了員工的健康，紛紛舉行保健講座。也十分感謝我能時常受邀在各位面前，與大家談一談姿勢的話題。大家對於姿勢的關心程度，實在前所未見。

如今大家已深刻體認到，姿勢是左右身體健康的關鍵要素。

只是——還有一個問題必須正視。

縱使大家終於發現了姿勢的重要性，也明白使用智慧型手機或長時間使用電腦會對身體造成弊害，但是幾乎沒有人懂得如何維持正姿，在日常生活中養成正姿的習慣。

不過這也是無可厚非之事。因為過去所提出與姿勢有關的資訊，頂多不過是在介紹「理想的姿勢外觀」，如何才能維持正姿，但是**如何才能不用勉強自己就能把正姿當成每天的生活習慣**，這些具體的作法卻從未有人提及過。

即便了解理想的姿勢，倘若自己無法加以實踐的話，便毫無意義。

社會上對於姿勢的關注程度日漸高漲，有助於維持正姿的產品也與日俱增。想要「從姿勢」改善自己的健康與習慣的話，現在正是大好時機。

因此我才會下定決心，將我自己歷經十幾年才終於領悟的「正姿」與相關健康法集結成書出版上市，以幫助更多人不再受身體不適、疼痛、疾病症狀所苦。

大家可能會擔心不容易做得到，但其實正姿一點也不難。

想要維持正姿，只需要做到一件事——「拉背」。

當我們的身體在拉背時，就能呈現「正姿」。正姿即為「最能有效支撐身體活動的狀態」，同時也是「最不會造成身體負擔的狀態」。

姿勢會連帶影響到內臟以及大腦，如同前文所述，我們每天在日常生活中的不良姿勢都會造成骨骼、肌肉、神經、內臟、大腦等處的負擔。

但是只要姿勢端正保持平衡，就不會日復一日造成身體負擔，這其中的差異只需一些時日，肯定可從你的健康狀態中看出明顯跡象。

我們的身體一旦承受過度負擔就會出現身體不適，藉以發出求救訊號，如能消除這些負擔，保證能獲得健康的身體。

想要實現這點，最重要的關鍵，就是「拉背」。

並不需要做什麼特殊的動作。

只需身體力行過去我們都曾做過的「那個」，也就是你沒發現的簡單拉背動作即可。

此外，也不是隨時隨地都得拉背才行。

想要打造出健康體魄，只要視狀況「活用」下述三種拉背動作，便綽綽有餘了。

①簡易拉背
②全力拉背
③坐姿拉背

就是這三種拉背動作。

第②項的用力拉背，也只需維持「三十秒」即可，這種健康法做起來實在超級簡單。而且只要配合當下的環境或身體狀況，靈活運用這些拉背動作，即可在日常中的各式場合維持正姿，所以根本無須煩惱無法養成習慣持之以恆的問題。

事實上已有百分之九十六的患者向我反應：「很慶幸能學會這套健康法！」大家也都能順利運用拉背法，將拉背融入日常生活養成習慣。

上下班途中或是做家事時，甚至於做運動做到一半，都能做一下極為有效卻很簡單的「簡易拉背」以正確地運用身體，還有讓硬梆梆的身體重新歸零找回正姿的「全力拉背」，甚至在會議中或用餐時也能試試「坐姿拉背」，每種拉背動作都能想做就做。

我想這種健康法最叫人開心的一點，就是只要想辦法將「拉背」融入日常生活當中，就能減輕每天的負擔。應該沒有人會想要心情沉重地奔波醫院，日日服藥吧？

想要擺脫這樣的人生，或是想要預防自己的人生淪落至此的話，我希望大家都要學會透過最輕鬆的方法來維持身體健康。所以首要之務，就是來試試拉背吧！

接下來我想要藉由本書教導大家正確的姿勢，讓你的身體可以永保康健。姿勢不改變，身體將日漸衰退。姿勢一改變，健康將隨之而來。

我向大家拍胸保證，**只需三十秒即可完成的極簡易健康法，將大大改變你的人生。**

體驗者回響——

百分之九十六的患者盛讚！

◉早上變得神清氣爽，還能坐在桌前著手工作。而且一早只要姿勢不正，心情就開朗不起來。我想如果維持正姿去跑步做運動的話，應該也會很有效果。

三十至四十歲・男性

◉第一次和我先生見面時，他就曾說過「你的姿勢很端正」。以前從來沒有人誇讚我姿勢端正，所以我很開心，至今依然記憶如新。

三十至四十歲・女性

◉腰間贅肉減少了，小腿肚不再疲勞痠痛，腳底的疼痛感也消失了！

三十至四十歲・男性

● 身為一名父親，為了扛起女兒們的未來，我終於明白必須把握哪些原則，還有應該做些什麼努力，才能維持今後數十年的身體健康。我領悟到自己又新增了一項人生主軸，如獲至寶。真的非常感謝。

四十至五十歲．男性

● 姿勢端正後就會感覺精神抖擻，而且在別人眼中也會變得很有自信，整個人十足地沉著穩重，叫人非常滿意這樣的狀態，很感謝老師的指導。

四十至五十歲．男性

● 睡眠品質獲得改善。夏天變得很輕鬆，可以走出門散心了。

七十至八十歲．女性

● 以前完全沒想過是因為自己的姿勢不良，才會出現肩膀痠痛、腰痛等症狀。學會在家就能自己進行的拉背法後，也開始會去留意姿勢不良的問題了。

五十至六十歲．女性

◉注意姿勢就能改善疼痛是非常棒的一件事，而且同事提醒我駝背的次數也變少了。

五十至六十歲・男性

◉開始會隨時注意姿勢，感覺自己變得更穩重了。

四十至五十歲・男性

◉現在就算沒點眼藥水也不會眼睛乾澀了。

三十至四十歲・女性

◉自從PC的位置改變之後，工作做完後不會再像以前那樣全身虛脫了。而且肩膀一直保持在正確的位置，所以肩胛骨也可以活動自如了。

五十至六十歲・女性

◉別人都說我長高了，而且我也因此對自己充滿了自信，與初次見面的人也能侃侃而談，使業績提升了兩倍。

三十至四十歲・男性

第1章

身體不適及情緒不佳，都是姿勢造成的

按摩後腰痛反而惡化!?

日文有句俗語「話の腰を折る（註：中譯為中途插話）」，「腰」除了用來表示人類身體部位之外，在日文中還具有「關鍵部位」、「重點部位的比喻」、「要點」之意。

原本用來表示人類腰部的日文漢字，其實只有「要」這個字，並沒有「月＝肉」部。這個「要」是一個象形文字，象徵一個人雙手插腰，後來除了意指「腰」之外，也常被用來詮釋其他意思，因此才會加上「月＝肉」部加以區別。因此「腰」這個字，當然也包含「要」這個含義。

看似如此「重要」的腰部一痛起來可是會要人命……不過這世上竟有不少人飽受腰痛之苦。日本可蔚為「腰痛大國」，有超過八成的國民一生中至少曾經歷過一次腰痛，若說腰痛是國民病，可是一點也不為過。**包含上述的腰痛，其他例如肩膀痠痛或頭痛等大多數的身體不適症狀，都受到駝背這種「不良姿勢」很大的影響。**在仲野整體八十九年的歷史當中，便曾為一百八十萬名患者進行過治療，我個人也曾經手治療超過十五萬人次的病患，而身體上的不適，其實大部分都是姿勢所引起的。

由此可知，姿勢應該可以算是健康的「關鍵要素」。但是即便到了現代，大家已普遍體認到姿勢的重要性，然而如今依舊無法擺脫腰痛或肩膀痠痛，為此所苦的人更是大有人在。究竟這是為什麼呢？

舉例來說，大家遇到嚴重腰痛或肩膀痠痛發作時，都會如何處置呢？

①貼市售的痠痛貼布後暫時靜養
②請家人、男女朋友、朋友幫忙揉一揉
③上復健科或推拿、整骨院所求診……

大家或許會視疼痛的嚴重程度而作出不同的選擇，但是疼痛的愈厲害的時候，應該免不了都會去請專家看診吧？其中可能也會有人想到接受按摩這種緩解方式。

按摩的確可以放鬆僵硬痠痛的肌肉，讓人舒服一些，而且應該也有很多人在按摩後感覺好多了。但是也有人在接受按摩後，反而造成腰痛惡化。

接下來這位A先生的案例，就是一名實際前來我這家仲野整體診所，接受腰痛治療的三十多歲男性患者。之前A先生腰痛嚴重到受不了，決定接受按摩以求疼痛能稍微緩解，於是交待按摩師能徹底放鬆宛如岩石般僵硬痠痛的腰部肌肉。

按摩過程中，他舒服到渾然忘我，按摩結束後腰痛也出乎意料地緩解了，於是A先生很開心踏上歸途，認為這趟按摩實在物超所值。

他踏著輕飄飄的腳步，花三分鐘走到最近的車站，可是就在搭上電車後沒多久，腰部突然開始劇烈疼痛起來，使得A先生只能一直在車上僵立著。

A先生在接受按摩之前雖然會腰痛，但還是得以行走。可是在電車上別說是走路了，就連坐在座位上都辦不到。

這種情形令他大感不妙，當天就看到他前來本院接受診療，不過他的症狀實在嚴重，很難輕易恢復。後來他甚至不得不以臥床的狀態，靜養長達二個禮拜的時間。

事實上這種案例絕對不罕見。身患重度腰痛的人去接受按摩，其實相當危險。縱使按摩可藉由放鬆肌肉解除腰痛，但卻無法使腰痛的病灶斷根。

如果只是輕度腰痛，只要改善血液循環即可減輕疼痛，乍看之下或許會讓人感覺腰痛痊癒了，但這只是暫時的現象。解除疼痛終究不過是治標不治本，當下就算感覺好了，但是腰痛一定會再復發。

而且腰痛症狀已經惡化得非常嚴重的人，接受按摩後就會像A先生這樣促使腰痛更加惡化，甚至還會演變成無法行走的風險。

即刻停止「止痛治療」

治療身體有所謂的「優先順序」，很多人搞錯了這個「優先順序」，反而導致身體不適更加惡化。就腰痛治療而言，其實還有比解除疼痛更為重要，且更須優先處理的環節。

受腰痛所苦的人，第一步想解決的，還是這個惱人的痛楚。大家都不喜歡疼痛，這是理所當然之事，但是很遺憾的是，對症療法並無法完全根治腰痛。

我曾與超過十五萬名患者交流意見，根據我長年累積的治療經驗，我不怕大家誤解，希望大家即刻停止「止痛治療」。

所謂的止痛治療，追根究底並不困難，因為肌肉的疼痛絕對不會一直持續著。人類的身體十分奧妙，即便出現疼痛，只要靜養一段時間，幾乎就能減輕。身體自己會找出不會使身體疼痛的姿勢，以護衛疼痛部位，所以疼痛自己就會自然治癒。

止痛治療，只不過是加速這個過程而已。大多數的人總是只關注解除疼痛，這是因為大家並沒有發現疼痛起因於「錯誤的姿勢」這個根本道理。

如今這個年代，經由電視購物平台口沫橫飛推銷可改善姿勢的商品，便會有人花費幾十萬日圓在可端正姿勢的椅子上。普羅大眾對於姿勢的關注與日俱增，可說是聞所未聞。然而在我接觸過的許多患者當中，縱使他們早已明白姿勢的重要性，但是我卻發現知道「何謂真正的正姿」，以及「何謂錯誤的姿勢」的人，卻是出人意料地少之又少。

疼痛的原因，在於錯誤的姿勢。身體會疼痛，正表示你的姿勢不對。而且只有一個方法可以長時間地擺脫疼痛，那就是將錯誤的姿勢改正成「正確的姿勢」。

矯正過去在不知不覺中會造成身體負擔的不良姿勢，學習身體的正確使用方法，

這比解除疼痛還要來得重要千萬倍。這套理論不僅適用於腰痛，事實上困擾我們的眾多症狀，全都是因為錯誤的姿勢所引起的。

錯誤姿勢所引發的各式症狀

- 身體不適
- 高血壓
- 視力不良
- 肩膀痠痛
- 頭痛
- 腰痛
- 生理痛
- 慢性疲勞
- 手腳冰冷
- 頭暈目眩
- 焦躁不安
- 手腳麻痺
- 便祕
- 貧血
- 關節痛
- 過敏
- 梅尼爾氏症
- 坐骨神經痛
- 耳鳴
- 氣喘
- 憂鬱症
- ＡＤＨＤ

一一列舉出來的話，姿勢不正會連帶造成其他更多症狀，大致而言，這些症狀都是因為不同的不良姿勢所引發的。姿勢會帶給這些症狀什麼影響的機制將於後文再述，總而言之，我迫切期盼能有更多的人可以了解這個事實。

唯有修正習慣成自然的錯誤姿勢，才能根本治療身體的疼痛，因為這是唯一可以讓你不再為舊疾所擾的解決方法。

姿勢不對，內臟與大腦也會歪斜

自江戶時代至明治時代期間，日本人的姿勢都十分端正。據說培理率領黑船來日之際，看到身體矮小卻姿勢端正的日本人，與身材壯碩的西方人落落大方交涉的模樣，感到佩服不已，甘拜下風。翻閱當時保留下來的古老照片等資料後，的確可以發現武士的姿勢原本就比一般百姓更為端正。

當時人們的姿勢會如此端正，或許是受到現今已完全被荒廢的日本文化所影響。譬如近來在日常生活中會正坐的人少了許多，但是正坐卻是最適合用來維持正姿的坐姿。此外當時身著洋裝的人還算少數，絕大多數都是一身和服。在披上和服時，腰帶也會發揮端正骨盆呈現正姿的功用。

我認為日本在江戶時代或明治時代，應該不會像現在有那麼多的人會受頭痛、腰痛、食欲不振、嚴重生理痛等症狀所苦。如同前文所述一般，因為這些症狀大多起因於不良姿勢。支撐我們身體的脊椎，並不是一根棒狀的骨頭，而是由二十六個小小的骨頭堆疊而成，正因為如此，才能做出順暢的動作。從正面來看的話，雖看似為筆直狀態，但是從側面來看的話，呈現出和緩S型弧度的脊椎，才算是正常狀態。

但是一旦姿勢不良脊椎就會彎曲，破壞這個S型的弧度。如此一來脊椎就會很難活動，脊椎的運作也會出現問題。

最可怕的是，**一旦姿勢不正確，除了脊椎之外，甚至連內臟都會出現歪斜**。

道理其實很簡單，當脊椎及骨盆的位置在構造上呈現不自然的狀態時，體內的空間就會變狹窄；內臟便無法定位在正確的位置上，所以會導致傾斜情形加劇。這樣一來，將造成內臟極大的負擔。不僅如此，參閱上述「錯誤姿勢所引發的各式症狀」即可明白，姿勢不良還會引起內臟以外的各種身體不適。這點是因為脊椎喪失了原有的一項重要功能，才會導致這種情形。

因為脊椎除了可發揮支撐身體的支柱角色外，也是神經的通道，具有連接大腦與身體各部位的功能，但是這項功能卻喪失了。

身體所有的機能，全靠通過脊椎內部，名為「脊髓」的神經束與大腦連接。從這個神經束分枝後的神經，會透過連結脊椎每塊骨頭接合部位上所出現的「小孔」，朝向身體各個部位延伸。由於姿勢不良脊椎就會歪斜，因此這些「小孔」會損壞變窄，進而壓迫到神經。於是身體所發出的訊息便無法順利傳達至大腦，反過來從大腦所發出的指令也會無法傳送至身體。

除了會出現腰痛及後背痛等脊椎周圍的身體不適外，甚至會招致乍看之下與姿勢毫無關聯的不適症狀，例如內臟、眼睛、鼻子、嘴巴等部位的疾病問題。

脊椎在二十六塊骨頭哪一處會彎曲，將因每個人的習慣動作而有所差異，縱使同樣會駝背，但受壓迫的神經所連結到的部位卻是各有不同。所以當脊椎彎曲壓迫到連結胃部的神經，胃部就會出現不適，壓迫到連結腸道的神經，腹部機能就會變差。

此外分枝後的神經還會通過肌肉內部，再延伸至各個部位。所以姿勢不良就會造成肌肉原本不應承受的多餘負擔，而且光是這些負擔就會導致肌肉緊張，使通過肌肉內部的神經收縮。結果，將引發慢性化的麻痺現象。因此千萬別「輕忽姿勢」，**錯誤的姿勢長時間持續下去的話，是相當可怕的一件事。**

「明白姿勢很重要，但就是做不到！」大家心裡或許會這麼想。

的確，想要端正姿勢卻只將注意力放在脊椎上的話，是很難維持正確的姿勢的。大家如果去參閱有關姿勢的書籍，會發現大部分都是在強調脊調的重要性，所以各位讀者可能也都不知不覺形成「姿勢＝關鍵在於脊椎」的觀念。

脊椎在維持姿勢上佔有重要地位，這是不爭的事實，但是我認為最關鍵的角色其實並非脊椎。究竟想要維持正確的姿勢時，最關鍵的角色是哪個部位呢？

有關於這一點，我想於後文中再行詳細解說。

生理痛與膝蓋彎曲的原因一樣

男性可能很難理解，但是生理痛並不等於腹痛。

生理痛不僅會腹痛，還會出現腰部及雙腿根部疼痛、噁心想吐、頭痛、關節痛等各式各樣的症狀。疼痛的程度也會因人而異，有些人症狀輕微到與平時幾乎無異，有人卻是吃了止痛藥也不見效，甚至有人反應晚上會痛到睡不著。

其中深受嚴重生理痛所苦的人，甚至連家事及工作等日常生活都會出現問題，這些症狀便稱作「月經困難症」。

遇到這種嚴重的生理痛，由於有可能潛藏著子宮內膜症、子宮腺肌症、子宮肌瘤、卵巢囊腫等婦科疾病，所以最好先上婦產科接受仔細的診療。

若經醫師診療後確認沒有異常，且找不出婦科疾病，但生理痛卻還是依舊嚴重的話，或許問題並非出在子宮或卵巢這些內臟上，而是「腰部姿勢不良」所造成的。

無論是站立或坐著的時候，只要能夠維持正確的姿勢，人類的骨盆一定會呈現直立的狀態。過去日本人老將「腰が据わる（註：中譯為專心致力去做）」、「腰が入る（註：中譯為拼命認真工作）」這幾句俗語掛在嘴邊，完全就是在形容唯有骨盆呈現直立的狀態，才是最為穩定的姿勢。

反觀大多數習慣擺出錯誤姿勢的人，骨盆都是向後傾倒的狀態。

當我年紀還小時，只要出現姿勢不良，便常遭受到祖父斥責。

「小鬼，你的姿勢不良，簡直就像『敗犬一樣駝背彎腰』！」

精神抖擻的小狗尾巴會直挺挺地立起，但是恐懼退縮的小狗則將尾巴弓起來夾在雙腿之間，一副想要拔腿開溜的模樣。因此祖父才會用這種敗犬的模樣作為比喻，告訴我骨盆在錯誤的姿勢下就會呈現傾斜狀態。

這種「敗犬駝背彎腰」的姿勢，正是沒有罹患婦科疾病卻出現嚴重生理痛的起因。當骨盆一傾倒，從脊髓延伸向子宮的神經就會受到壓迫，使得子宮運作不佳。此外當腰部呈現錯誤姿勢時，位在骨盆底部承接內臟的肌肉也無法順利發揮機能。

於是連子宮本身也會後傾，無法固定在正確的位置上，所以子宮的機能也會衰退，導致老廢物質不容易排出體外。在這種狀態下，理所當然會引起劇烈的生理痛。

「我是男性，所以生理痛不干我的事。」

若有男性抱持這種想法的話，請注意這種態度實在過於輕率。

腰部錯誤的姿勢除了可能會導致女性生理期不順、不孕症之外，也有可能影響性慾減退及男性勃起功能障礙（Erectile dysfunction,ED）。事實上在我的患者當中，就有表面上打著維持健康的名義，實際目的卻是為了治療不孕才來院治療的夫妻。

而且像這些骨盆後傾的人，還有另一個特徵，那就是即便在站立時也常會膝蓋彎曲。根據人體的構造，當骨盆傾倒時，為了取得平衡一定會將膝蓋彎曲，否則無法站立。長期膝蓋彎曲，會不間斷地承受額外負擔，導致膝蓋損壞風險將日益升高。

總而言之，不明原因的生理痛、不孕症、性慾減退，還有甚至於膝蓋痛，若要追根究底的話，會發現原因都出在「敗犬的駝背彎腰」上。

筋骨硬梆梆當然不好，但超柔軟也危險！

二〇一四年冬季奧運的花式溜冰金牌選手羽生結弦、體操選手內村航平、前足球選手中田英壽等人，這些頂尖運動員大多數都擁有十分柔軟堅韌的體魄。對於這些從事激烈運動的選手而言，具柔軟性的身體除了可展現出極佳表現之外，也有助於預防受傷。

除了他們這些運動員之外，一般也都認為身體柔軟會比硬梆梆的身體來得理想。身體硬梆梆代表運動不足及老化，事實上也容易招致肩膀痠痛或手腳冰冷等問題。身體柔軟則通常會有許多優點，例如提升基礎代謝、改善血液循環、有效舒緩疲勞等等。

站在姿勢的觀點來看的話，其實並無法全面認同「身體柔軟的人會比身體硬梆梆的人來得健康」。這是因為「身體柔軟有其風險存在」。身體柔軟不過是意味著與身體堅硬的人相較之下，可活動身體的領域較為寬廣罷了。

舉例來說，如為身體堅硬的人，無論如何硬撐，左右腳的股關節最多只能展開至九十度左右，但是中田英壽選手除了能左右腳展開至近一百八十度之外，據說還能前屈將胸部貼地。也就是說，身體柔軟的人，可輕鬆達成身體堅硬的人無法做到的姿勢。光是聽到這樣，就會讓人覺得非常了不起，但是反過來說，正因為身體柔軟，反而也做出了一些在身體堅硬的人眼中完全模仿不來，十足不良的姿勢。

若將身體活動範圍以十分作為比喻的話，身體堅硬人頂多只能活動到四分，但是身體柔軟的人卻能游刃有餘地使用到九分。

因此，倘若一直在接近九分的臨界點活動身體，當然會對脊椎及肌肉造成額外負擔。唯有平時在原本理想的正確位置使用身體，高度柔軟性才能顯現出它的價值。

只是若不明白何謂正姿的話，說不定會因為身體柔軟而養成不良姿勢的習慣。不過若是因為運動不足導致身體無法活動自如，恐怕會進而習慣這種十足不良的姿勢，導致關節或肌肉僵硬無法回復正姿，這才是最叫人擔憂之事。

原本正確的姿勢應是「輕鬆的姿勢」，不會造成骨骼及肌肉多餘的負擔，但是若要求有駝背煩惱的人採取正姿的話，幾乎所有的人都會反應難以維持。這是因為過於習慣不良姿勢，大腦無法辨識身體「直立感覺」的關係。

對於「輕鬆姿勢」的認知是會改變的，所以無論有多想要採取正姿，還是很難養成習慣。明知道駝背的姿勢會造成身體極大負擔，但採取正姿就會感覺不自在，會不知不覺間又回到感覺輕鬆的駝背姿勢。因此無論多注意，還是有人無法矯正駝背。

如果年紀尚輕，一開始即便感覺不自在，只要能繼續維持正姿的話，總有一天或許就會感覺正姿才是輕鬆的姿勢。但是上了年紀後，即便想要改正姿勢，身體的柔軟性也會隨著年齡增長而喪失，不良習慣更會比年輕時變得更加頑固，所以難度也會提升。

關注「健康」的人，不一定真的「健康」

古今中外，人們為了追求自己的健康，一直非常關心維持健康的議題。這股健康風潮，並不是最近才開始出現的。舉例來說，傳聞德川家康，就是史上知名的健康狂熱分子。他會自行調配藥物，偏好食用麥飯，也很熱衷於帶鷹狩獵當作運動。

像德川家康如此重視自己身體，志在身體健康是非常好的一件事。只是若要說關心身體的人真的都很健康的話，很遺憾的是事實未必如此。其實在關心自己健康的當下，這個人的身體很有可能正有某些問題，也就是說，這個人身體不健康的可能性相當高。

大家明白箇中原由嗎？許多開始關心健康的人，都是因為擔心身體某一個部位有問題，所以健康這個關鍵字才會浮現在當事人腦海中。

真正健康的人，在日常生活中並不會惦念自己的健康狀態。比方說，請大家回想一下自己的國中時代，那時候縱使參加社團活動汗流夾背，運動到精疲力盡，但是只要好好吃頓飯再安穩地睡上一覺，隔天就能恢復活力⋯⋯。

大家那時曾經煩惱過，為了自己身體健康應該做些什麼好嗎？

年輕時懂得不多，舉國中時代這個例子也稍嫌極端，但是就連平時健康度日的成人，「健康」這二個字也幾乎不曾在自己的腦海裡冒出來過。

因為唯有不處於這種健康狀態的人，才會掛念健康，不過關心健康的人當中，不時有人會出現「重大誤解」。那就是無法正視自己身體不適究竟起因於哪一個關鍵要點，反而吸收了一些錯誤的健康相關理論。

尤其是認為「醫生會幫自己治癒，所以凡事交給醫生」，或是「身體不適吃藥治療就好」，還有「實踐某種健康法就能找回健康」的人，請立即改正自己的觀念。

輕率依賴醫生或藥物的人，應該就是不了解「自癒力」的人。這種人一前往醫院，雖然嘴巴上委請醫生治療，但是卻沒想要主動配合治療，於是就算醫院指導營養應如何攝取，或是提出戒菸建議，也都很難付諸行動。

這些人認為「痛了就吃藥」，懂得如何解決眼前面臨的問題，但是卻不會將眼光放遠，並不會去考量三餐飲食應平衡攝取等觀念。我認為這種人具有依賴型人格，並不會長期性地思考自己的健康問題，也就是對於健康觀念的認知出入甚大。

例如自視過高的健康狂熱分子中，就有人經常使用睡眠導入劑。我明白長期失眠很折騰人，但是失眠一定有失眠的原因。若不解除這個根本原因，永遠都無法獲得健康的睡眠。若為志在健康的人，建議不要使用睡眠導入劑，而是應該思考其他方法才對。

話說回來，過去出席過我所舉辦的座談會學員當中，有名女性說她為了健康會每天早上飲用蔬果汁，然而午餐卻只吃超商便當，晚上僅以冷凍比薩裹腹。或許她自己覺得這麼做有益健康，才會一頭熱地迷上當時造成話題的蔬果汁，但事實上她的肌膚卻嚴重粗糙。除了蔬果汁之外，其他飲食都不注重的話，也難怪會如此。

無農藥蔬菜的確有益健康，但是健康還是得顧及到層層面面才行。**過於投入某一種健康法，而忽略其他層面的話，絕對無法獲得健康**。大家要知道，以為只要滿足一項條件即可獲得健康的觀念，實在大錯特錯，而且這種觀念還非常危險。

更別說過於執著於某種健康法，導致自己變得神經質，進而造成壓力，那就本末倒置了。例如來到旅行目的地，等待料理上桌之前，滿腦子盤旋著有沒有農藥這個煩惱本身，其實就已經算是不健康的行為了。

講究無農藥，在自己能力範圍內即可。如果沒有無農藥蔬菜的話，建議大家想開一點，「今天就不要計較了」。當然像是「自己無所謂」、「以後再繼續就好了」，這種對於健康漫不經心的觀念也很危險。近來對於健康意識十分高漲的人，與漫不經心的人，可能正在往二極化的方向發展當中。

想要身體健康，首先應捨棄錯誤的觀念，當事人應正視當下所懷抱的問題點，仔細究明原因出在何處，自己的身體又出現了哪些變化，這才是最重要的關鍵所在。

「手碰不到地面」，是身體發出的警訊

大家在學生時代上體育課時，還記得會進行體能測驗，或是運動測驗這些課程嗎？這些運動測驗的內容，今昔差異相當大。這是因為一九九九年運動測驗制度修訂，項目內容大幅改變。理由如下述二點所示。

①急速高齡化社會下，年長者也需要在能力範圍內進行高度安全的測驗。
②配合學校週休二日的實施，必須簡略內容以縮短測驗時間。

因此包含三十幾歲以上的人所熟悉的背肌力、垂直跳、踏板運動這八個項目全被刪除，另外採用了仰臥起坐、坐姿體前彎、二十公尺折返跑這三項測驗內容。所以詢問現在的年輕人垂直跳可以跳幾公分，他們才會連垂直跳是什麼都不知道。

坐姿體前彎也是在一九九九年消失的項目之一，因此與現代年輕人提及，他們才會摸不著頭緒。當時在學校經常請學生站在體育館舞台的邊緣，在膝蓋打直的狀態下前屈，測量雙手指尖可以伸長到什麼程度。

只是採用這種測量方法，站在高處做出前傾姿勢時，會有失去平衡從舞台上跌落的危險，在安全方面有疑慮，因此才會改成坐姿體前彎。所以建議大家若在站立狀態下前屈的話，最好在穩定平坦的地面上進行。

像這種前屈運動，可說是檢測柔軟度的基本運動。**請大家一定要試試在膝蓋不彎曲**

的狀態下，測驗上半身可以傾倒到什麼程度。最理想的狀態是手掌要平貼地面，但是應該有人千辛萬苦也只能用指尖碰觸到地面，說不定其中甚至有人完全碰不到地面。

如果雙手完全無法碰到地面的人，請明白這是你的身體正在發出危險信號。因為若從人體構造來考量的話，前屈雙手觸地的動作，原本理應是可以完成的動作。因為除了後背彎曲之外，再加上從骨盆彎曲的上半身動作後，上身應能完全向前傾倒才對。這個動作再搭配雙手的長度後，雙手觸地根本一點都不困難。

無法雙手觸地的人，代表無法完成人類這種動物天生具備的正常動作，也就是必須體認到沒有正確使用身體這件事。無法活動的關節，加乘上生鏽的身體，形成「雙手無法觸地的體質」，請從現在起更加留意身體的狀態。

三個方法，檢測「身體有沒有生鏽」

無法站立前屈，我認為可證明這個人「並不關心自己的身體」。**雙手能否觸地**，這

不單單只是柔軟度的問題，代表這個人的健康意識也有問題。如果能在身體演變成無法觸地之前，開始保養自己的身體的話，應該可避免身體落入如此境界才對。

若關心自己身體，當懷疑柔軟度開始變差，就會立刻做拉筋操。但是不關心自己身體的人，甚至不會發現雙手無法觸地的問題，才會錯失保養身體的時機。如此一來，身體會日漸生鏽。工作忙碌抽不出時間、忙於家事及育兒，習慣將自己的事情往後推延的人，或許總是很容易忘記要關心自己的身體；但符合以下描述的人，也請特別留意。

在此提供三個簡易檢測身體是否生鏽的方法，大家可以試著做做看，確認自己是否可以輕易完成：①日式正坐、②腳跟貼地後蹲下、③雙手在背後交握。如果無法順利完成，或是很吃力，就表示身體已經開始生鏽，身體正處於退化的狀態。

和「雙手無法觸地」的人一樣，做不到這些動作的人表示並不太關心自己的身體，所以沒有留意到身體日漸僵化，若不正視問題，未來可能會真的無法靈活動作。

相較於孩童時期，明明身體無法活動自如，卻深信自己沒有問題，這真是非常可怕的一件事。身體無法活動，有時也會牽扯到內臟疾病，而且當身體生鏽得太嚴重之後，

檢測身體是否生鏽的三個方法

① 順利正坐。

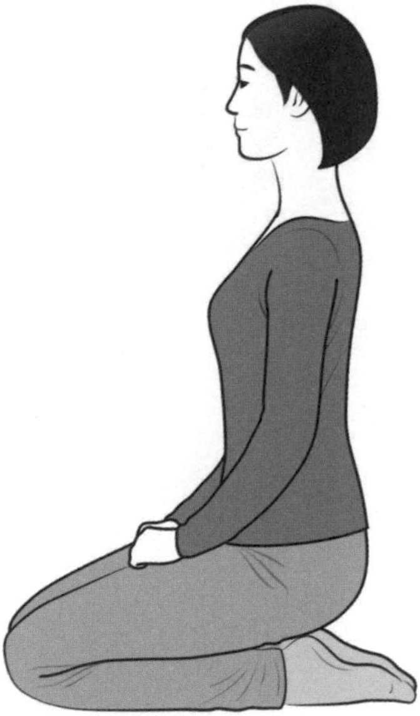

② 雙手在背後交握。

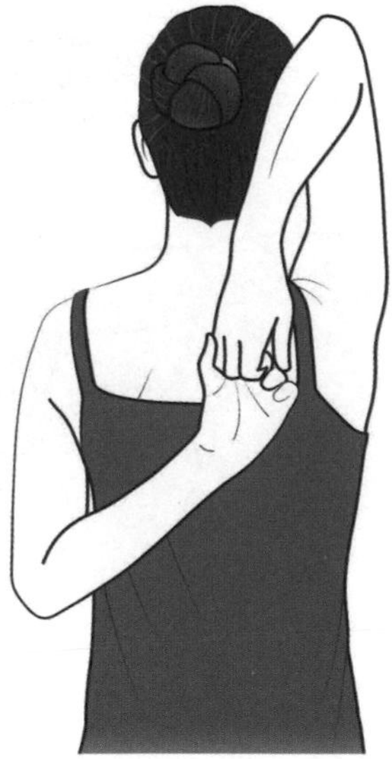

③ 腳跟貼地後蹲下。

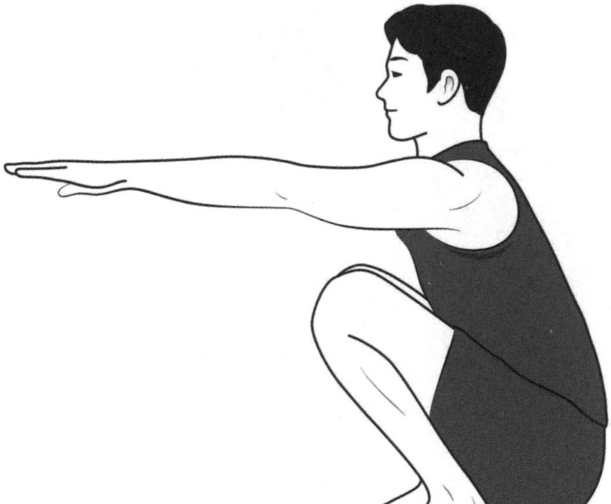

有些人會連「站立」、「坐著」這些基本行為，都無法用正姿來完成。

最重要的是，應在情況惡化至此，無法動彈之前，發現到自己的身體狀態比過去更為衰退，然後好好地設法改善。假使事實已經如此，也要當機立斷，立即改善都不嫌遲。如此一來，才能確實解決五十肩以及扭到腰的問題。

某些整骨診所不能去！

現在到日本大街上經常看得到寫著「整脊神經醫學」的看板，各種類型的團體及協會也紛紛成立，包括醫生以及相關工作人員的數量似乎與日俱增。雖不如號稱數量多過超商的牙科診所，但是鐵定不只有我發現整脊神經醫學院所多到不行。

原本所謂的整脊神經醫學，是在一八九五年由美國人丹尼爾．大衛．帕爾默所研發出來的治療法。如今這種治療法已推廣至全世界八十個國家。從創始者自己四處奔走開設專門學校，並迅速著手制度化後，這項專業已成為美國公認的國家證照。所以擁有整脊神經醫學醫師資格的整脊師，在美國被視為專精肌肉骨骼的專科醫師。

目前在美國持有證照的醫師約有六萬人，據說站在第一線診療的人數約在五萬人。想要取得這項執照，必須研究所畢業，接受過四千小時以上的高等教育，並得同時具有內科及外科醫師相同程度的醫學知識。

在美國這個起源地，整脊神經醫學的整脊師為持有優秀醫師執照的醫生，此外也被視為具有與其他診療科醫師同等的地位。畢竟是持有國家證照的醫師，因此X光檢查、核磁共振（MRI）檢查等等，在美國也算是「整脊神經醫學」醫師會進行的一般檢查項目之一。然而在日本對於整脊神經醫學的認知情形卻大相徑庭。

由於在日本國內尚未將整脊神經醫學法制化，所以並沒有整脊神經醫學的國家證照此類執照。頂多只能算是無資格證照的民俗療法，所以有心的話，在日本人人皆可打出整脊神經醫學的看板。

而且在日本雖然也有專門學校，卻遠不及美國這種必須接受研究所課程超過四千小時的學習程度。其中更有只需接受幾個月的講座，即可授與資格認證的學校。

當然也有在美國的研究所完整學習知識與技術，取得醫師執照後再到日本開業的正統整脊神經醫學醫師，只是實際上這種人估計最多不會超過一百人。

整脊神經醫學與醫學一樣日新月異，新知不斷在更新當中。只要瀏覽 Journals 等專業雜誌，就知道有關人體的嶄新發現陸續被公開，要成為連這類最新知識都瞭若指掌的人，或許人數更為稀少。也就是說，在美國被視為診療肌肉骨骼的專業醫療領域，持續發展至今的整脊神經醫學，與在日本大街上隨處可見的整脊神經醫學，為似是而非之物。

尤其我還見過主張不讓「骨頭喀喀作響」的治療院所，這種地方便得格外小心。因為這種治療院所並不是「反對骨頭喀喀作響」，而是他們「做不到讓骨頭喀喀作響」。**在正統的整脊神經醫學整脊過程中，當你在接受整體這種治療法時，骨頭喀喀作響是很正常的一件事**。若要求診的話，請各位到這類型的治療院所接受診療。當然在某些整脊過程中，有時骨頭並不會發出聲響，但是即便喀喀作響也不會感覺疼痛。

為了施行這種正確的整脊療程，必須具備正確的知識，接受正確的教育，而且還需要多次反覆不斷練習才行。未經過這些練習便施行整脊療程的話，甚至會有造成患者受傷的危險。強調「不讓骨頭喀喀作響」的治療院所，正等同於公開表明無法進行如此安全且正確的整脊療程。

拯救百萬人的祕訣

我是三重縣四日市市（註：日本三重縣最大的城市，面臨伊勢灣，因早期每月四日開放集市而得此名。）「仲野整體」的第四代傳人，這家整骨院自大正十五年（一九二六年）一直傳承至今。我的曾祖父當年開業時，除了整脊之外，另外還提供針灸以及整骨等治療，後來更導入溫熱療法、柔道整復法、水療法等各式各樣的治療法。

這全是為了盡速治癒患者，因此不拘泥於某一種治療法，更經常思考是否應進修對患者最有幫助且最新的治療法。後來在地區醫療上的貢獻備受認同，祖父與父親更連續二代榮獲藍綬褒章表揚。雖然仍以創業當時同名的「整體」作為商號，但治療項目已與所謂的整骨大相逕庭，整體架構以西醫為主。

這是因為我的父親在一九七〇年代遠赴美國留學，並取得整脊神經醫學的國家證照，才造就了目前治療的基礎。幸運的是我直接師承父親，學會了美國正統教學的整脊神經醫學技術及知識。此外還得以自目前在紐約仲野整體院擔任院長的弟弟，獲知目前在美國醫療環境施行的整脊神經醫學最前線資訊，更能活用這些資訊應用於治療當中。

雖然我們打著「整體院」的名號，但卻積極汲取整脊神經醫學等西醫知識，因為我們熱切盼望將最重要的觀念傳達給各位患者。目前日本的整骨愈來愈類似按摩，即便是針灸診所，基本上也都將重心放在如何針灸治療。因此有非常多的中醫治療院所，根本無暇教導患者身體的正確使用方式，或是正確的坐姿。單靠整骨及針灸等中醫，或許很難將身體無法動彈的原因，用簡單易懂的理論向患者說明。

這點若是由整脊神經醫學入門的醫師來負責說明的話，便可以很有條理地將姿勢會對身體造成的影響，以及關節可動域等相關理論說明清楚。在美國從事整脊神經醫學的醫師，被視為「骨骼保健」的專家，負責處理筋骨方面的問題。因此可以指導患者如何正確使用身體，或是正確判斷出骨骼及肌肉的問題點所在並加以治療。

一般以按摩為主的整骨院，治療方式與我們有很大的差異，因為我們除了單純治療疼痛之外，還希望患者能養成維持身體健康及最佳表現的習慣。除了身體健康之外，我們甚至期盼能改變患者的人生。

單純指出錯誤習慣，單方面指導正確習慣，患者很容易馬上舊習重演。唯有讓患者充分理解並接受為什麼這些習慣不好的來龍去脈，患者才能學會身體的正確使用方式。當患者能夠湧現想要認真治癒的堅定決心後，最終才能讓患者擺脫接受治療的日子。

起初是由我的父親提出這套治療方針，我十分認同，並下定決心付諸實行。雖說患者疼痛復發，三番兩次來治療更能一本萬利，但是我更希望他們從此別再上門光顧……。正是因為我們的治療方針受到患者們的支持，仲野整體才能傳承四代之久。

身體可以靠個人意識改變

至今接觸過這麼多的患者後，我發現不只有姿勢很重要而已。發現正姿很重要的同時，我還領悟到「人類的身體靠個人意識即可改變」。經由過去治療患者的經驗，我親眼目睹若干案例單憑個人意識的改變，就能使身體出現戲劇性的變化，最終甚至讓人生迎來巨大轉變。

我們的身體，都是在「大腦」掌控下才得以活動。

也就是說，唯有改變個人意識，才能進而改變自己的身體。我認為當患者真心期待治癒時，無論什麼症狀都一定會比目前的狀態有所改善。

換言之，**會引發身體各處不適的起因，或許全是因為腦中老以為自己好不了，自己沒想要積極治癒的「負面思考」**。前陣子，我正好有機會與一名非常正向的患者碰面，他親身驗證了單靠個人意識就能改變身體的理論。

B先生現年四十六歲，直到四十歲之前完全沒有運動習慣，還罹患了嚴重駝背的脊椎側彎症。包括股關節等處的關節及筋肉活動都有很大的問題，但是儘管身體的狀況十分不佳，他還是跌破大家眼鏡，用這副身體完成了鐵人三項運動。B先生起初是在朋友邀約下參加檀香山馬拉松，之後才開始投入馬拉松活動中起初在治療時他這麼跟我說。

「醫生，我很了解自己的身體。雖然現在可以參加馬拉松了，但是我的身體如果能夠比現在更能活動自如的話，我一定要讓自己變得更好。請你幫我看看我的身體有沒有可能達到這樣的境界？」像馬拉松這種需要持久力的運動，就算放慢速度，只要一直跑下去就能完賽，所以像B先生這樣意志堅強的人，即便體能不佳，也是有可能跑完全程。

但是B先生的目標是讓速度更快，刷新記錄，更上一層樓，因此需要練出正確的肌肉形狀，讓身體活動表現更佳。B先生為了改變自己的身體，除了要求我指導他不清楚的正確跑步方式外，還希望我教他正確的站姿、正確的坐姿、正確的睡姿。看到他如此正向的思考與積極態度，真叫人欽佩。

雖然B先生的治療才剛起步，如何讓身體更上一層樓的課題仍堆積如山，但是像他有如此意識，真切關心自己身體的人，我相信一定能看出極佳成效。

病情反復惡化的原因？

另外也有一些案例與B先生恰好相反，原本明明可以治癒，卻因為該名患者完全無法改變個人意識，使得身體不適無法好轉。譬如像機師C先生這個案例。

C先生身材高挑、英語流利，稱得上是內外兼備的超級菁英機師。但他後背、頸部、肩膀等全身疼痛，甚至受頭痛所苦，前來求診時已經停職半年之久。自從這些症狀出現後，體重也一口氣減輕了十公斤，據說這樣的狀態根本無法操控飛機。

停職後這半年間，C先生走訪各科醫師求診，甚至接受過牙醫診療。聽完他的治療經歷後，我突然浮現一個疑問。C先生也接受過我相當推崇的某位整脊神經醫學醫師治療，但是經我診療後，實在不相信那位醫師無法治癒C先生頸部的症狀。

我的疑問命中關鍵了。因為當我試著開始為C先生治療後，本以為症狀應該改善了，但卻又反復出現惡化的情形。依據我治療的經驗，曾經改善後又再度惡化的人少之又少，為何C先生總是無法好轉呢？究竟原因出在哪裡，我真的百思不得其解。

周而復始的治療期間，我開始逐漸了解C先生的背景，他的家庭環境非常複雜。

他與外國妻子正在談離婚，妻子將兒子與女兒託付給C先生後便回去母國。然而因為一些因素，導致分別為國中生與小學生的兒女雖然留在日本，卻無法與C先生同住一起，各自分居在不遠處，使得他一直獨自生活。

在這樣複雜的家庭關係影響下，使得C先生身心俱疲，因此身體才會出問題，但是無法擺脫身體的問題，也是受到家庭關係很大的影響。也就是說，C先生希望妻子及孩子可以回到他身邊，因此才會藉由自己的病情，向妻子發出SOS的訊號。

再加上他深知身體一旦治癒就沒有人會再關心他，在精神沮喪的壓迫追擊下，使他的身體一直呈現錯誤的姿勢，因此才會努力治療也不見成效。無論多熱心指導他正確的坐姿，不管如何努力解釋保持正姿的重要性，由於C先生自己沒有恆心，於是又出現後背彎拱、骨盆傾倒、頸部低垂的現象。

姿勢與心情在某些層面一定是相通的。這個案例就是精神面出問題才會招致姿勢不良，反過來說，姿勢不良有時也會引發精神面的問題。最終C先生的症狀還是沒有好轉，而且不知從何時開始，他也不再到院診療了。

為患者治療時，我通常會指導患者，讓他了解改變某些習慣就會出現某些變化，而且大部分的人皆可看出成效。每次我都能切身體會到，**當患者的個人意識改變，身體也會隨之出現轉變**。但是無法改變個人意識的人，便無法套用這理論。一想到明明身體原本是可以改變的……，就會令人感到扼腕不已。

疼痛或不適，正是身體發出的警訊。身體真正想要告訴我們的，應該就是希望我們發現警訊後，能夠盡早改變個人意識，治癒身體的不舒服，難道不是嗎？

「身體使用期限」的關鍵

大家一聽到「ＰＰＫ」，知道這是什麼意思嗎？

這是日本用來形容「壽終正寢」的簡稱，源自一九八〇年代，於長野推行「壽終正寢運動」，指能長命百歲不受疾病所苦，去世之前都元氣十足，最後自然死亡的意思。

二〇一三年日本男性的平均壽命為八十點二一歲，首次突破八十歲，女性為八十六點六一歲，同樣刷新了過去的最高記錄，連續二年拿下世界第一。

然而在厚生勞動省的調查之下，日常不需要照護，能夠獨立生活的「健康壽命」，男性為七十一點一九歲，女性為七十四點二一歲。藉此可知，大部分的高齡者在去世之前這十年左右的時間，都是在飽受疾病所苦，或在臥床不起的生活中度過。日本是世界知名的的長壽國，但是現實中並沒有多少人可以圓滿地壽終正寢。

究竟想要實現壽終正寢應該怎麼做才好呢？我認為首先要維持「**活動自如的身體**」，**這才是實現壽終正寢的最佳捷徑**。保養身體從平日做起，維持身體可活動自如，才能讓需要照護的時間，控制在人生最後的三個月左右。

但這並不是要大家即便到了七十歲，還要逼自己的身體能夠跑得動。只需要能靠自己的雙腳走去上廁所，或是慢慢地爬上樓梯即可。最少做到可獨立生活的行為舉止，這樣便足夠了。只要這些動作都能做得到，應該就能像「平時總是精神飽滿的老奶奶，難得身體不適以為她睡著了，沒想到卻去世了」這種結局一樣，迎接幸福人生的終曲。

人類的身體，只要愈常使用愈能用得久。平時不活動身體的話，不用的關節將逐漸生鏽。如此一來，你身體的使用期限將明顯縮短。

今天將身體做百分百運用的人，我想無論到了明天或後天，甚至於一年後，應該還是能夠百分百運用。但是從今日起在日常生活只讓身體使用四成的人，一年後突然想靈活運用時，肯定無法再做百分百的運用。

平日不保養，身體會隨著年紀增長變得無法活動自如，因此最重要的一點，就是「用正確的姿勢使用身體」。一直在錯誤的位置活動身體，身體一定會出現不適。**唯有在正確的位置、用正確的姿勢妥善使用身體，才得以打造出可長年自由掌控的身體。**

此外，當你發現自己的身體有某處做不到原本做得到的動作時，建議大家應盡早開始保養，即便這個地方並不會直接與壽終正寢有任何關聯……。

譬如說，假設腳趾的關節退化，做不到原本做得到的動作了。大家或許會認為，走路時並不太會使用到腳趾，但是「腳趾無法使用」的狀態將會惡化的愈來愈嚴重。

接下來除了腳趾之外，還會逐漸演變成雙腳全部退化，造就「雙腳走不動」、「雙腳動彈不得」的狀態。如此一來，久而久之就只能像機器人走路一樣，變得容易跌倒。而且無需多說，高齡者只要一跌倒，便容易招致臥床不起。

當自覺原本做得到的動作開始做不到，應仔細釐清原因，再藉由保養身體，即可延長自己身體的使用期限。也就是說，個人的行為，將左右自己身體使用期限的長短。

最有效使用身體的狀態

「姿勢」會大大影響我們的健康，甚至會左右人生的品質。長期維持錯誤姿勢的話，一定會引發各種不適，還會縮短身體的使用期限。「正姿」，就是「能夠最有效率地使用身體的狀態」，錯誤的姿勢絕對無法產生有效率的動作。

因此為了理解正確的位置，以呈現出這種「能夠最有效率地使用身體的狀態」，最大前提便是達到下述條件，也就是**骨骼保持在原始理想的位置，而且包覆在體骼周圍的「軀幹肌肉＝深層肌肉」得以適當運作**。軀幹意指「可以意識到身體正確使用方式的地方」，也是「活動時感覺到身體重心的地方」。如能呈現正姿，軀幹的肌肉自然得以運作，以便協調地支撐施加在身體上負擔。

想要端正姿勢，並非只要將注意力放在脊椎上就可以了。必需先了解支撐脊椎的軀幹肌肉有多重要。一談到姿勢，大家往往以為只有脊椎才是重點所在，但是缺少位在正確位置的骨骼，以及正確運作的軀幹肌肉這兩項要素，便無法實現「正確的姿勢」。

如果無法妥善運用深層肌肉，為了彌補這方面的不足，就得在維持姿勢時運用到原本應該無需使用到的肌肉，增加多餘的負擔，因此才會造成身體失去平衡。

沒有善用深層肌肉的身體，就像剪刀作為支點的中心螺絲鬆脫一樣，會失去平衡導致刀刃便無法咬合進行裁剪，因而無法發揮原本的功能。

一旦習慣不使用軀幹的失衡狀態，又會產生哪些弊害呢？

我最常看到的情形，就是有人的上半身與下半身協調性會變得很不正常。因為原本應在行走或跑步時使用的深層肌肉無法發揮功能，光靠下半身的肌肉勉強活動身體之後，結果就會演變成單單兩隻腳變粗的情形。

左右腳粗細不同的人也是一樣，代表一直沒有妥善運用到深層肌肉。明明跑步時運用軀幹會更加輕鬆，卻因為不明白這個道理而造成腳部多餘負擔，反而容易疲累，還會導致雙腳變粗，實在得不償失。

只是光靠「端正姿勢」這樣含混不清的概念，便想要糾正自己的姿勢，反而會讓腰部不正常地向後彎，或是胸部過於挺起，使身體狀況陷入更不好的狀態。

切記除了脊椎之外，還需考量如何運用全身軀幹正確支撐身體，同時將注意力放在有效率地活動身體這點上。如此一來，一定會產生正向的結果。因此在下一章中，我想來具體談談軀幹對於我們的身體有哪些作用。

希望能藉由本書，指導大家如何調整姿勢，盡可能讓更多的人能夠保持正姿。

第2章

歪斜的原因不在「脊椎」而是「深層肌肉」！

身體歪斜從「頭部」開始

大家有看過人偶劇的提線木偶嗎？

就是在頭頂及手腳用線吊起來的扯線人偶。提線木偶的歷史其實相當悠久，可回溯到紀元前四十年的希臘。如今在歐洲的捷克仍十分盛行，日本甚至有國立的提線木偶劇場，許多捷克人主張「提線木偶並非玩具而是捷克的文化」，並感到十分自豪。

想要理解何謂正確的姿勢，藉由提線木偶的外觀可以更容易掌握到這種感覺。外表看起來，頭部雖是從上方藉由扯線被吊起來，但是身體多餘的力道會放鬆，彷彿順著重力往下垂。如能呈現這種「提線木偶的姿勢」，人類的頭部也就能依照相同模式落在脊椎的正上方，因此得以取得理想的平衡狀態支撐重心。

人類頭部的重量約佔體重的百分之十上下。假設體重五十公斤的人，頭部大約為五公斤，也就是會達到與保齡球差不多重的重量。光是這麼重的重量落在身體的最上方，就知道人體是由無比絕妙的平衡所構成。

一旦頭部位置偏離再加上頸部的角度之後，就會造成頸部極大的負擔。假設頭部位在脊椎正上方時，頸部的角度為零度的話，施加在頸部的重量就只有如同保齡球一樣的重量而已，但是當頸部的角度呈現十五度的話，就會有約十二公斤的重量施加在頸部。當角度變成三十度之後，頸部的負擔就會達到約十八公斤，六十度就會有約二十七公斤的負擔，依此類推，頭部的傾斜角度愈大，施加在頸部的負擔就會增加。

當如此沉重的頭部偏離了身體正中央的正確位置，單靠頸部的骨骼來支撐會非常吃力。為了設法支撐這個傾斜角度，肌肉勢必就得出力分擔頸部的負擔。如此一來，將造成支援的肌肉緊繃，另一方面還會造成其他肌肉鬆弛，因而誘發身體出現歪斜。

也就是說，觀察一個人身體，當頭部位置沒有正確在脊椎正上方的人，即可推測這個人的身體歪斜了。身體可以取得平衡的人，頭部位置一定位在正確的位置。

簡單來說，「正姿」就是「能夠最有效率地使用身體的狀態」，而頭部的位置則可作為確認是否有呈現正姿的指標。因為是否有運用深層肌肉維持正姿，一眼即可看穿。

但很遺憾的是，我在觀察路上行人的姿勢後發現，事實上有許多人在走路時，頭部一直位在錯誤的位置。有些人左右偏離，其中甚至有人會往後方傾倒，但是佔壓倒性多數的，應該還是頭部往前方傾倒的類型。

當頭部往前伸、下巴往前突時，最容易出現症狀就是頭痛。一旦頸椎的頸部骨骼前彎，神經通過的孔洞將變得狹窄而受到壓迫。為了支撐傾倒的頭部，頸部後方的肌肉一直呈現緊繃狀態，於是從頸椎延伸而出的神經就會收縮，促使頭痛更加惡化。

頸部肌肉是相當纖細的肌肉，特徵是非常容易緊繃。大家只要用手摸著自己的頸部活動一下，應該就能切實體會傾斜時肌肉緊繃的感覺。

頭部的位置不正確，代表全身都呈現歪斜，所以更別說除了頭痛之外，還會引發各式各樣的症狀，因此第一步就是請注意「頭部須固定位置」，如此一來姿勢自然也會改善，得以正確使用深層肌肉。

尤其是常有頭痛及肩膀痠痛困擾的人，請特別留意。

腰痛的原因不在「腰部」

困擾許多人的腰痛，原因究竟出在哪裡呢？

一般往往認為是腰部使用方式以及腰部肌肉有問題，所以才會引起腰痛，但是事實並非如此。腰痛的根本原因並不在腰部，而是與腰部位置相反的身體前側，也就是沒有使用到腹部深層肌肉才會造成腰痛。

除了腰痛，**深受肩膀痠痛以及後背疼痛等不適所苦的人，絕大多數坐姿都不正確**。例如習慣淺坐椅子，造成骨盆向後傾倒。導致腹部的深層肌肉完全無法發揮功能。

請大家試著淺坐在椅子上，再做出靠在椅子靠背上的姿勢，接著用手指用力按壓看看肚臍下方的部位。此時腹部肌肉應該是呈現鬆弛的狀態，幾乎沒有出力才對。總而言之，當骨盆傾倒時，腹部的深層肌肉就會偷懶，變成光靠腰部的深層肌肉在作動的狀態。

除了腰部肌肉之外，還得運用到身體前後左右整個軀幹的肌肉，才能以更為穩定的「筒狀」支撐身體，如此才能維持不會造成全身負擔的理想狀態。如果腹部的深層肌肉偷懶的話，將導致嚴重後果。人類的肌肉具備著某種奧妙的後備機能。

縱使某一個肌肉無法使用，也能由其他肌肉取代努力運作，但是這並非替代肌肉原本的功能，因此若是長時間提供後備援助的話，替代肌肉就得承受愈來愈大的負擔。

腹部的深層肌肉偷懶會怎樣？

現在請回想一下本書一開頭所介紹過的A先生案例，這名患者為了解除疼痛接受按摩後，竟然演變成二個禮拜臥床休養。事實上A先生也是習慣了腰部不當位置的關係，因此腹部的深層肌肉才會完全無法發揮功能。於是腰部的深層肌肉才會代替偷懶的腹部肌肉，努力地提供後備援助。A先生的腰痛，就是因為一直在後援的腰部肌肉備受負擔，甚至達到臨界點了，於是才會用「疼痛」的方式展現出來。

那麼為什麼在接受按摩後，竟然導致A先生無法行走了呢？

肌肉原本是可以伸縮自如的，但A先生的腰部除了要盡原本的職責，又得支援沒有發揮功能的腹部深層肌肉，使得腰部的深層肌肉長期過度工作呈現拉傷狀態，就像混凝土一樣變得硬梆梆。這時透過按摩，除了緩和痠痛讓肌肉休息，並無其他幫助。

然而當腹部的深層肌肉偷懶呈現完全放鬆的狀態，無法支撐身體，又讓腰部的深層肌肉經由按摩放鬆也跟著休息的話，就會變成沒有肌肉可以支撐身體。

第一章曾介紹過，當治療的優先順序有誤時，甚至會有惡化成重度腰痛的可能，其原因便在於此。現在稍微轉換一下角度，換個比喻來說明。

腹部的深層肌肉偷懶，就好像原本由一郎（腹部的深層肌肉）與二郎（腰部的深層肌肉）扛著大型貨物，但是一郎卻在偷懶的情形。

無可奈何之下，二郎只好拼命地扛起貨物，但是單靠一個人的努力負擔實在過大，使得二郎哀嚎連連。這就是腰痛發作的狀態。

於是開始為二郎按摩。結果讓負責扛著貨物的二郎休息無法使力，再加上偷懶的一郎，也就是說，沒有人可以扛起沉重的貨物。所以當二郎一鬆懈下來，才會演變成瞬間無法扛起貨物，造成失控狀態。

腰痛嚴不嚴重，端看一郎偷懶的程度。如果只是輕微的偷懶，二郎受到的損傷程度就不大，但是完全偷懶的話，二郎的負擔將備增，臨近瀕死狀態。

換言之，如果重度腰痛的話，可看出一郎實在過於怠惰，有時甚至忘了如何扛起貨物。此時若讓二郎也同時休息的話，將造成致命後果。

那麼為什麼A先生可以正常走到最近的車站呢？

明明就能走到車站，為什麼一搭上電車後就動彈不得了呢？

那是因為A先生在走到車站前，當二郎正在休息的當下，一郎竟然罕見地運作起來的緣故，但是由於平時老是在偷懶，因此無法長時間持續作動。

走路活動身體的期間，A先生腹部的深層肌肉維持在得以運作的正確位置，所以一郎才能勉強支撐身體。但是搭上電車停止動作的瞬間，A先生的身體又回到平時的錯誤位置，於是一郎又開始偷懶起來。再加上平日應該會協助支撐身體的二郎也在休息的狀態下，於是A先生的身體最終才會支撐不了。

事實上「走路」在腰痛治療守則中，也算是維持正姿相當有效的治療方式，另外也是一個可讓支撐全身的軀幹發揮功能的有效作法。

反觀一直長時間站著，或是一直坐著維持同一個姿勢的話，姿勢反而不良，容易引起腰痛。如果A先生能夠不搭電車，持續步行一小時左右的話，或許一郎就能回想起自己的職責所在而開始作動，最後或許就無需臥床休養了。

想要根治腰痛，與其解除疼痛，倒不如刺激先前偷懶的一郎，再教他如何扛起貨物才對。因為腰痛的原因並不在於拼命努力的二郎身上，而是起因於懶惰的一郎。

話說回來，只要養成正姿，讓骨骼位在正確位置，一郎與二郎就能承受相同的重量，使雙方取得平衡。當二者失衡且一郎開始偷懶時，就是長期姿勢錯誤的最佳證明。

小小孩是活用身體達人

即使是習慣於那些錯誤姿勢，幾乎無法發揮深層肌肉功能的人，也曾經有一段時期可以確實地靈活運用軀幹。

「但是我從小就一直被父母斥責老是駝背呀！」

會有如此反應的人或許不在少數，但那只是你不記得了而已，每個人應該都曾經有段時期姿勢非常健康。因為人類從母親肚子呱呱落地那一瞬間，都擁有一身完美的骨骼位置與肌肉。自出生起至能走為止，絕對都是保持在最佳狀態。如果不是以正姿充分發揮深層肌肉的功能，這個小寶寶肯定無法站立，甚至無法行走才對。

就連在無法翻身的新生兒時期，小寶寶都稱得上是運用深層肌肉的高手。比方像小寶寶仰躺著還能元氣十足地手舞足蹈，這副模樣看似天真又可愛，但是這個動作若讓我們大人來模仿的話，不用三分鐘就會筋疲力盡。

手腳肌肉尚未完全發展的小寶寶，如果不充分活用深層肌肉，便無法熟練起立或步行等行為。也就是說，小寶寶能夠學會走路，就是因為骨骼位置正確，軀幹能夠完美發揮功能的關係。學會走路後，長大成幼兒時，他們完美的深層肌肉仍然依舊健在。

在幼兒園裡衝來衝去的小小孩，幾乎沒有一個人會駝背。幼兒園的兒童蹲在沙池裡玩遊戲，這種姿態看起來很正常，但其實正充分也運用到整個軀幹，不然大人來試試看就知道沒那麼簡單。一定有大人腳踝關節僵硬，只要蹲下來就會一屁股著地。

又好比攀爬架或雲梯等遊樂器材也是一樣，孩子們人人能一派輕鬆地遊戲其中，但其實這每一項都是難易度相當高的運動。每一項都需要用到類似攀岩的動作，所以必須善用軀幹才能樂在其中。孩子像這樣在遊戲時，都會充分運用到深層肌肉，所以自然能取得平衡呈現正確的姿勢。

大約從幼兒園開始，會在外頭運動與不運動的孩子之間，在生活習慣上就會出現不同。雖然在這個階段孩子們的運動能力以及身體狀態並沒有多大差異，但不一樣的生活**習慣會在孩子的未來造成極大影響，進而演變成動作靈活與動作遲鈍的兒童**。

最近因為公園的遊樂器材具有危險性，因而興起一股拆除的風潮，但是我很擔心，這麼做會不會讓這世界變成無法從小養成孩子體會身體的感覺呢？我還是支持小時候應該大量體驗在戶外遊戲的感覺，充分運用身體才對。我甚至認為，假使所有的大人都能做得到幼兒園兒童的動作，那麼這個世界或許就不再需要看護了。

找回身體「正確的角度」

「身體不活動」會引發各種身體不適，平時應保養身體「使身體活動自如」，這樣即可改善身體健康，並延長身體的使用期限。究竟在保養時應將重點擺在何處，才能使身體愈來愈遲鈍的我們，能夠找回人類這種動物原本應該做得到的正確動作呢？

想請大家留意的一點，就是**我們身體每個部位都存在各自的「正確角度」**。在這裡**所指的「正確角度」，意指每個「關節的可動域（得以活動的範圍）」**。當可動域變窄，將無法完成原本應該做得到動作，因而導致「身體動彈不得」，招致身體健康惡化。

平常幾乎沒有人會去留意到股關節可動域的問題。

後文中為大家整理出檢查關節可動域的三大簡易方式，請大家跟著一起測試看看。

做完後結果如何呢？有沒有哪一個動作很難完成呢？

前陣子有名患者來院求診。這位D先生是個身高一百八十三公分的彪形大漢，但是身體僵硬不堪，前屈時手距離地面還有二十公分的間隔。

原本在仰躺的狀態下將膝蓋伸直，雙腳往天花板抬高時，股關節理應朝向正上方，也就是可以呈九十度彎曲才對。雙腳與地面正常可以做出垂直的正確角度，然而D先生卻只能抬高到五十度為止。照理說年輕人的腳應該可以抬得更高才是。

由於D先生的股關節可動域變得極窄，因此過去一直無法以正確的姿勢坐著。想以

檢查關節可動域的三個方法

① 仰躺下來將腳抬高。

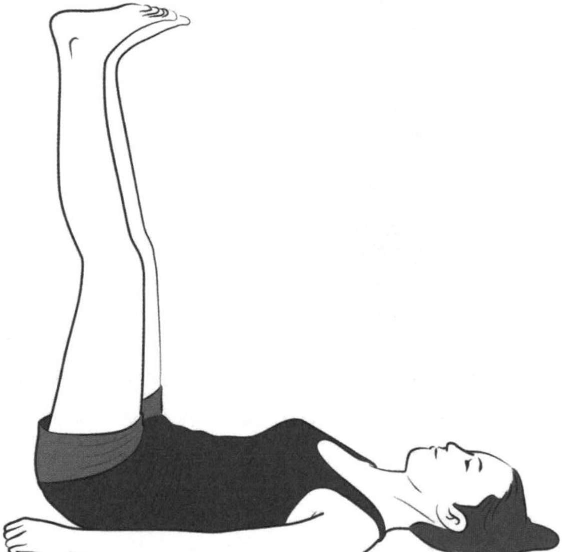

② 手從往下垂放的狀態向上抬高。

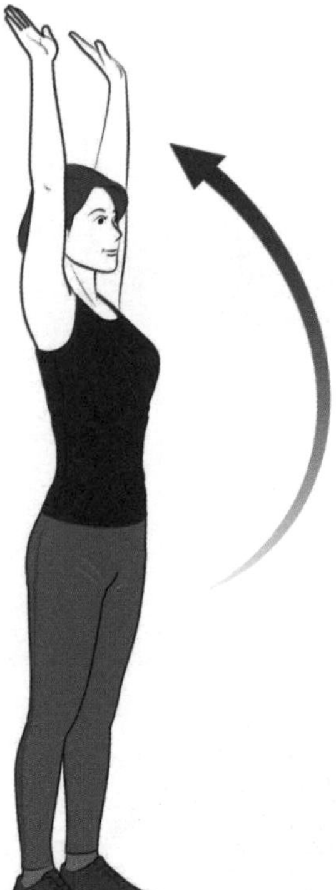

③ 頸部往左右側轉動。

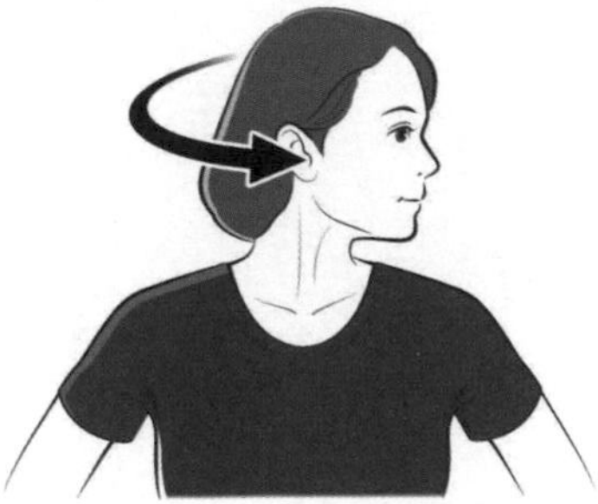

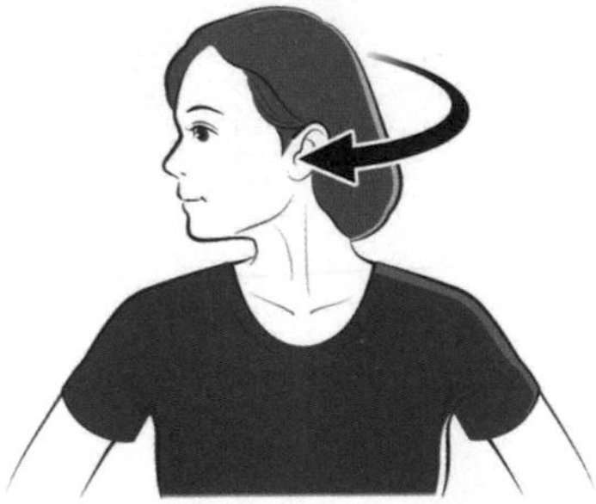

正姿坐著，祕訣在於將骨盆立起，使坐骨頂在椅面上。如能採取這種姿態坐下來，股關節就會呈九十度彎曲。但是D先生因為可動域極窄，所以若想採取「坐確坐姿」的位置，股關節就一定會痛。據說他似乎明白「正確坐姿」的相關知識，自己也曾數次想要比照執行，但是怎麼做坐姿都不正確，心裡感到困惑，所以才會來院求診。

健康的身體，手應該可以從往下垂放的狀態移動至正上方才對。從正面觀察可能不容易看得出來，所以大家不妨照著鏡子從側面觀察自己的姿勢。

如果能順利抬高的話，手肘理應呈現打直狀態，手臂會貼在耳朵上。倘若手臂只能抬高至靠近耳朵前方的位置，表示這個人的肩膀可動域變窄了。

將臉部往左右側轉動時，如果無法九十度轉至側面的話，就是頸部可動域變窄了。其中應該也有人轉向右側時可以轉動九十度，但轉向左側時卻只能轉至六十度的情形。

表示這種人平時大多轉向右側，而不會做轉向左側的動作。長期一直很少轉向左側，此處關節周圍的韌帶及肌肉就會出現「沾黏」現象，也就是所謂的關節生鏽了。

雙手在後背交握，檢測靈活度

接下來如果想檢查自己左右側的狀況是否一致，大家可試著將雙手伸向後背交握看看，即可簡單進行確認。請將一手從肩膀上方伸向後背，另一手往後背繞過去，試試手能不能交握在一起。無論左手在上或右手在上都能將雙手交握的人，代表你的肩膀可動域狀況一致，是個「動作靈活」的人。事實上應該有很多人只有某一側手在上可以交握，換成另一隻手後便無法交握了。

想讓雙手在後背交握，肩胛骨周圍各方面的部位都必須連動才行。當某一側的手在上卻無法交握，代表平時很少使用該側肩膀。當然不管哪一側在上都無法交握的人，須特別注意，證明你的身體已經「活動遲鈍」了。

可動域就像這樣，不加以保養將隨著年齡增長而退化變窄。如此一來，小時候可以做得到的動作，將愈來愈難達成。因此首要之務就是找出自己身體上可動域變窄，無法活動自如的部位。如果不關心身體動作遲鈍的現象，是非常可怕的一件事，若養成不使用深層肌肉的習慣，說不定將來無論你多努力，都無法做到可以保持平衡的姿勢了。

如果能像這樣發現自己的身體關節變得「不靈活」，就應該馬上養成習慣，在做得到的範圍內活動該部位。不需要做激烈的運動，做些簡單的體操或拉筋操即可。

經常會有人反應拉筋很痛，但事實絕非如此。**拉筋會痛的人，代表這個動作太勉強了。真正的拉筋操，應該是將肌肉伸展至感覺舒服的程度，而不需要做到會痛。**關節的運作需藉助肌肉與神經的連動。

像這樣養成活動肌肉的習慣時，神經也會順勢進而學習，使身體可活動的範圍大舉擴展。總之，想讓身體可以活動自如，日常的保養是相當重要的。

臉無法往正上方看，就是退化的徵兆

大家最近曾抬頭仰望過夜空嗎？近年多場天文秀接力演出，媒體不時報導月蝕或流星雨等天文觀星活動。隨著這股風氣的興起，有些人會想抬頭仰望天空，卻發現臉部無法朝向正上方看……。事實上最近臉部無法朝向正上方的人數倍增許多。

想要檢查能不能將臉部朝向正上方，請在天花板設定一個記號，然後站在記號的正下方將臉部抬高。比方像是燈具或是火災警報器，甚至於壁紙或石膏天花板的接縫處也行。如果記號會落在視線的正前方，代表頸部的可動域達到完美的九十度，臉部可以朝向正上方。假設必須將眼睛往上看才能看得到記號，表示原本的可動域變窄了。

原因可能出在長時間坐辦公桌處理文書工作，日常生活受限，很少抬頭向上看的緣故。說得極端一點，也可說我們在不知不覺間，日復一日過著傷害頸部角度的生活。

如果觀察我們平日在使用電腦工作，或是坐在書桌前讀書時的身體位置，即可發現非常多的人都是將後背拱起來，這與原本理應呈現的正姿，存在著極大落差。

依照身體結構，在脊椎彎曲的狀態下，臉部是絕對無法朝向正上方的。若在駝背的狀態和正姿的狀態下，對照將臉部往上抬高的角度，大家應該就能一目了然。

想充分發揮頸部可動域將臉部抬高，必須正姿、挺胸，這樣一來，必須發揮深層肌肉的機能。**臉部無法朝向正上方，並不是頸部有問題，問題反而是出在身體的位置是否正確得以使用深層肌肉。**

檢查臉部是否可以垂直向上

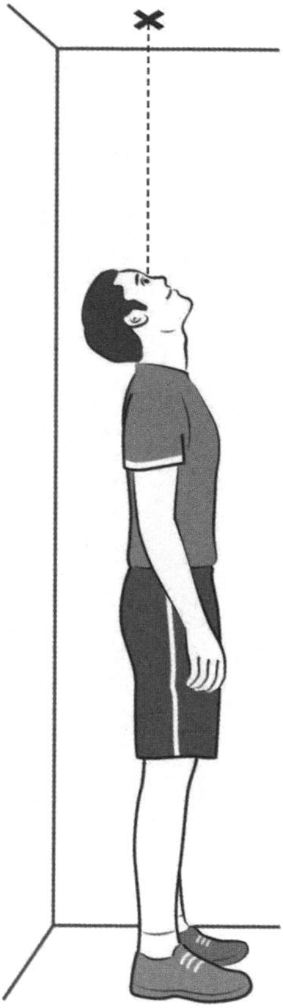

名貴的床不一定比較好

大家應該聽過安徒生童話裡的「豌豆公主」這篇故事。

故事是在說某個國家的王子希望娶到一名「真正的公主」，但是他一直遍尋不著。某個狂風暴雨的夜晚，一位姑娘來到城堡，她說自己就是「真正的公主」。

因此王后便在床上擺了一顆豌豆，接著在上頭疊上了二十層日式墊被、二十層羽毛被，請這位姑娘睡在這張床上。隔天早上這位姑娘告訴王后，因為被子底下似乎有硬物，害她身體痛到睡不著覺。

王后心想，都已經鋪了這麼多層日式墊被，但是她的身體竟如此敏感，可以感覺到底下的豌豆，確定她是「真正的公主」，最後王子便和這位姑娘幸福快樂的結婚了。

聽完這個故事後，大部分的人應該都會覺得「公主還真是敏感」。但是當我讀到這篇故事時，我的感想卻並非如此。因為真要讓我發表意見的話，不管有沒有豌豆，我認為鬆軟的床鋪才是最大的問題所在。

事實上在我的患者當中，就真的有人像這篇童話故事一樣。

有位三十幾歲的E小姐，從很早以前就一直飽受嚴重頭痛、耳鳴、後背痛、下巴關節痛，以及各種身體不適所苦，於是趁著搬家的機會，下定決心要更換一張好床。

因為她的朋友告訴她，寢具對健康非常重要。就在她走訪各地家具店時，店員推薦她購買要價四十五萬日圓的外國進口名床。

「睡這張床，就能讓妳無需翻身安眠一整個晚上喔！」

光是看到分量感十分的床墊，直覺睡起來應該會很舒服，再加上店員一直鼓吹，於是E小姐二話不說買下了這張床。但是身體狀況卻完全沒有好轉，反而更加惡化。結果搬家半年後，她便來到我的診所求診了。

E小姐體內的深層肌肉完全沒有發揮機能，因此身體才會失衡，頭部位置也偏離得很厲害。她身體所有的不適症狀，都是這些姿勢造成的。除了頭痛及後背痛之外，就連乍看之下似乎毫無關聯的下巴關節痛，也都是出自於姿勢不良頸部向前突出的關係，才會導致顎關節症發病。

治療時我聽說她睡在柔軟的床鋪上，當下便建議她馬上停用，再花五千日圓買了硬質的日式墊被。結果原本一直以為昂貴床鋪對身體應該較好的E小姐，滿心存疑。

似乎有很多人都會認為，高級床鋪的床墊厚實柔軟應該比較理想。但是姿勢不良的人若老是彎曲著身體睡在柔軟的床鋪上，這個人所呈現的錯誤姿勢將一直維持數小時，這樣一來就會出現令人擔憂的弊害。

尤其低反彈的床墊，大家都以為對身體比較好，但是卻會將錯誤的姿勢整個包覆起來，一直保持這種狀態直到隔天。由於無法自行伸展身體，所以除了臥床不起有罹患褥瘡之虞的人外，最好都不要使用。

當然床墊也有較硬的類型，但是無論使用何種床墊，久了之後彈簧都會劣化鬆弛。關於這點，日式墊被使用愈久則會變得愈硬，所以想讓頭部位置以及後背位置回歸正常的人，日式墊被可說是最理想的寢具。

躺在木質地板或是塌塌米等平坦地面上時，臀部、後背、頭部都能位在一直線上，這就是仰躺時的正確姿勢。睡在日式墊被上就能以接近這樣的狀態就寢，所以過去睡層肌肉無法發揮功能而呈現彎曲狀態的身體，自然就容易伸得直了。

「睡相」愈差對人體愈理想

硬的日式墊被還有一個優點，那就是「方便翻身」。睡在上面，作為支點的肩膀以及腰部不會往下沉，可以穩穩地頂著地板將身體撐起來，自然方便翻身。

將高級床墊推銷給E小姐的店員，其說辭完全就是在強調翻身會妨礙安穩睡眠，但是翻身原本就可說是健康睡眠不可或缺的一環。老實說，**翻身就像是「身體自然反應的拉筋操」，可在睡眠期間矯正一整天所累積的疲勞以及身體歪斜**。

同理可證，睡相不佳也就是下意識在伸展身體沒在動的部位，所以要記住，這麼做真的對身體是有好處的。舉例來說，愈是常坐辦公桌從事文書工作的人，大多會在睡眠期間做出「雙手往上的投降姿勢」，因為他們在日常生活中很少會這麼做。反過來說，白天會充分運動的運動員就很少翻身，常可見他們進入令人驚服的深層睡眠狀態。

請大家回想一下小時候的情景，睡相是不是比現在更差，還會一直轉圈圈，甚至於一百八十度上下顛倒呢？我認為小朋友睡相不佳正代表他們活力十足，說不定現在這些人長大後的翻身次數也比其他人多。

雖然翻身次數會隨著年齡增長而減少，但是這並不表示行為舉止變端裝了，這只是原本有在活動的身體變得不常活動，因此次數才會減少而已。翻身次數減少，以生物學的觀點來看，可視為身體正在退化當中。

倘若身為一名運動選手，不翻身或許沒有影響，但是一般人還是多翻身為妙，如此才能長保身體處於健康狀態。

「一直線」的精髓

身材曼妙的模特兒，或是美麗迷人的女明星，當她們的生活方式一經電視等媒體介紹後，經常可聽到她們為了美容及健康會習慣從事瑜珈的言論。於是在她們的影響下，現今有大半的健身房皆設有瑜珈課程。由於瑜珈除了有益美容及健康外，還具有放鬆及減肥效果，因此似乎格外受到女性歡迎。

瑜珈原本是發源自古印度的修行方法，但是現在日本的瑜珈風潮並非直接承襲印度的薰陶，而是受到紐約以及好萊塢等名媛間時興的健康法。

瑜珈的動作與氣功及太極拳一樣，在設計當初皆以維持「正姿」為一大前提。例如當頸部位置不正確，在深層肌肉未發揮機能的狀態下便無法完成，而這就是最好的證明。因此**做瑜珈及氣功時，必須以正姿完成每一個動作，否則無法獲得滿分的效果。**

像頭頂被繩子吊著的提線木偶一樣，想像上半身多餘的力量放鬆，呈現出「一直線」的狀態即可，這樣頸部及身體自然就能維持在正確的姿勢。

我自己從事瑜珈的經歷尚淺，嚴格來說比較擅長氣功或太極拳，如要練習氣功或太極拳，站立時雙腳必須保持平行，或是當身體橫向移動時須將重心擺在平行的位置，在連續動作期間隨時注意這幾個基本功，才能將氣功或太極拳練好。

尤其最重要的一點，就是雙手舉高時，最頂端的指尖須盡可能「一直線」伸得愈遠愈好。除了往上舉高之外，往側邊伸直時也一樣，指尖要感覺一直延伸，離自己身體愈遠愈好。這樣一來，就能訓練自己將身體完全伸展開來。

但是很可惜，現在仍有許多指導者並無法理解這種「一直線」的感覺。一味專注在姿勢上，但是姿勢不正確，無論做多少訓練都沒有意義。用自己的一套理論做運動，指導不夠確實的話，無論什麼動作都無法發揮原本的效果，甚至會導致身體歪斜或失常。

想像「一直線」的感覺，用正姿做訓練是非常重要的一件事，而且這個概念並不只適用於瑜珈或氣功上。即便要從事慢跑，一直駝著背跑步的話就無法使用到深層肌肉。跑步時單靠雙腳肌肉過度操練，而沒有使用到全身肌肉的話，不僅基礎代謝無法提升，還會練出不正常的肌肉來，甚至會提高受傷或失常的風險。無論從事哪一種運動，最好都要注意一下姿勢。「身體保持一直線」，這點也是從事所有運動最基礎的一環。

正姿增強運動力

我自己最近也親身體會到「身體保持一直線」是慢跑及健走等所有運動的基礎。說起來有點不好意思，儘管我在小學時曾經上過游泳課，但是直到最近都還是隻「旱鴨子」。無論我多拼命地努力練習，最終也只能游完十八公尺。看到能在泳池游完二十五公尺的人，真叫我心生羨慕。

沒想到我卻在朋友邀約下，報名了鐵人三項。所謂的鐵人三項，就是游泳（海泳）三點八公里、騎自行車一百八十公里、跑馬拉松四十二點一九五公里，合計須完成二百二十六公里距離的嚴酷賽事。

我除了幾乎不會游泳外，就連自行車也算是新手，但是朋友難得邀約，心想若是錯過這個機會，在我的人生中可能不會再有人二度邀約了，於是便決定接受挑戰。首先我必須克服旱鴨子的事實，因而開始練習游泳。

這件事發生在二〇一四年的二月。

我開始接受許多專家的指導進行訓練，此時對我助益甚大的，就是我已經養成能夠最有效使用身體的正姿，以及比一般人更懂得如何使用肌肉。

舉例來說，就算聽到教練說手要直直地往上伸長，但是常坐辦公桌從事文書工作的人可動域會變窄，因此會無法依照指示將手伸得那麼高。即便當事人想要將手抬高，但是聽教練表示，實際上卻有很多人根本沒將手抬高，或是想要伸長也伸不了。

以我自己為例，我不會游泳，而且運動神經也並非特別發達，但是幸好我的身體還具備懂得「保持一直線」的動作。

這點似乎相當奏效，因為教練教我的動作我都能正確仿效加以完成。也就是說，「軀幹理解這種感覺」，因此「才能依照指示活動身體」。這是非常重要的關鍵所在。

像我自己在經過四次練習後，就能游完二十五公尺的距離了，據鐵人三項的教練所言，我只用了一般人三分之一左右的時間，便將游泳學會了。

一般人無法在這麼短的時間內學會游泳，所以教練還拜託我別向其他人吹噓，才四次就學會了游泳這些事情。

反過來想，**由此可證明只要將注意力放在軀幹上，任誰都可能馬上學會游泳**。

後來我仍持續不斷訓練，自開始練習也不過五個月，我就在二〇一四年的七月完成了人生第一次的鐵人三項，更在八月游完ＯＷＳ（開放水上游泳）二千五百公尺的距離。

這絕對不是我在自誇，正因為我已經習慣正姿，身體才能最有效率且協調地做出動作來，令我感到十分開心。

每天健康檢查：腳趾的剪刀石頭布

前文已為大家介紹過，要像提線木偶一樣，將上半身多餘的力量放鬆，使身體保持「一直線」的感覺，不過還有一點非常重要，那就是「穩定下半身」。

頭部、頸部、肩膀等上半身不能使力，反觀雙腳及腰部等下半身則要穩定，在肚臍下方部位用力的狀態，便稱作「上虛下實」，也就是能確實支撐身體重心的狀態。當人類的身體在上虛下實的狀態下，最能有效率運用身體。

想要正確支撐身體的重心，關鍵在於能以絕妙平衡保持重心的「雙腳」，尤其是「腳底」。雙腳具有非常複雜的構造，可發揮精巧的感知功能。雙腳在人類全身上下所佔比例並不大，由複數的骨骼組成，尤其從腳趾至足弓部位具有許多骨骼微細結構。雙腳為了支撐體重、進行跳躍等各種各樣的動作，因此必須具備複雜且精密的構造才行。

正確維持重心的祕訣，在於大拇趾與小趾的根部，以及腳根這三點必須確實支撐體重。人類的雙腳共有三條弧線，二條為縱向弧線，還有一條橫向弧線。

腳底最重要的三點

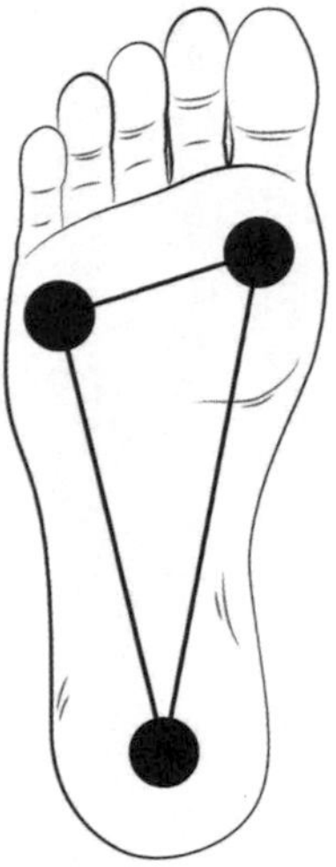

腳底的三條弧線

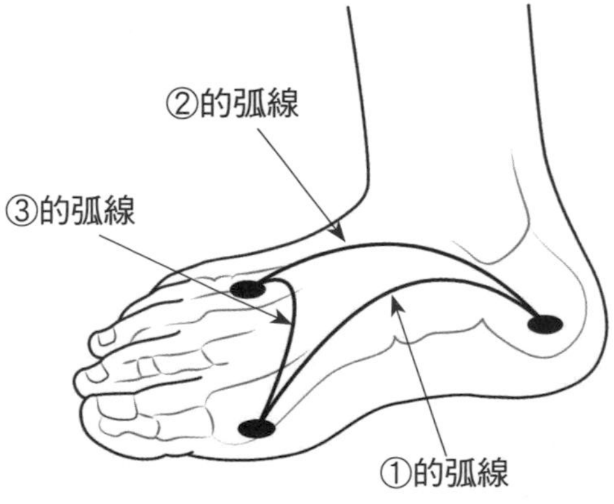

①從腳跟延伸至大拇趾的弧線
②從腳跟延伸至小趾的弧線
③從大拇趾根部向小指根部延伸的橫向弧線

當這三條弧線的起點都能確實緊貼地面的話，就能穩定地取得平衡，但是現在常見許多人單單小趾側未貼地，無法好好地利用三點支撐重心。

無法確實保持重心的原因，推測其中一個因素就是因為我們經常穿鞋子的緣故。穿上鞋子後腳趾會被束縛起來，當腳趾因為鞋子或襪子的關係，導致長時間無法張開的話，「腳底的感知器」靈敏度會下降，使雙腳退化，無法發揮原本的機能。

其中更有人因為鞋子寬度過窄，造成小趾九十度彎曲，也有人指甲變小退化。

不過大家無須悲觀。就算腳趾彎曲了，只要平時盡量伸直，或是將腳趾前後左右張開運動一下，就一定可以完全回復。

只不過不能因為可以回復，就不再留意自己的雙腳狀態，老是放任不管，每次看見雙腳退化，下半身無法保持平衡的人，我就會覺得這樣實在非常可惜。

觀察自己的雙腳是非常重要的一件事。

希望大家可以定期檢查自己的腳底，看看腳底有沒有變硬，或是腳趾能否張開。

通常在做復建的時候，會將毛巾放在地板上，再用腳趾將毛巾拉過來做訓練。無法完成這個動作的人，或是無法用腳趾玩剪刀石頭布的人，證明雙腳的原始機能衰退了。

我總會隨時仔細觀察腳底的弧度，為了藉由三點確實保持重心，我通常會先將腳趾尖抬離地面，確認三點是否有確實地緊貼地面，然後再將腳趾放下來。這個方法很適合用來練習藉由三點取得重心，所以請大家務必試看看。

為避免雙腳感覺變遲鈍，平時穿著「五指襪」也能看出不錯的效果。像我在慢跑時通常不穿慢跑鞋，而會改穿慢跑涼鞋，讓自己能夠仔細體會赤腳跑步的感覺。

或許有人對於赤腳穿涼鞋跑步感到不敢置信，但是這樣能夠細膩地掌握自己的感覺，摸清用整個腳底著地的正姿，因此最近愈來多人穿著這種涼鞋了。

其實只要愈常在日常生活中赤腳生活，雙腳的感知器靈敏度應該也不至於變遲鈍。

像小時候不穿鞋不穿襪，直接光腳更能使雙腳充分發展，所以有些托兒所或幼兒園，甚至於小學都會勵行「赤足教育」。

成人如果做得到的話，不妨也能在日常生活中盡量光著腳丫子試試。

臥床不起，從「腳趾」看出端倪

「運動障礙症候群（Locomotive syndrome）」會招至臥床不起的話題，曾在等媒體上沸沸揚揚，這是指因疾病或年齡增長造成運動障礙，以至於需要看護風險升高的狀態。

許多人以為下半身肌力衰退，就是罹患了運動障礙症候群，其實嚴格來說，下半身機能衰退通常會先從「腳趾」動作不靈活看出端倪。

當雙腳感知機能衰退，無法藉由三點支撐身體取得平衡後，腳趾也會動作不靈活，讓人用力雙腿也站不穩。這樣的狀態就會進而出現下半身無力的現象。

運動障礙症候群的處置方式，一般會主張經常鍛練大腿肌肉。從電視上的保健節目，或許也可以看到主持人介紹坐著將雙腳舉高的體操。

訓練大腿肌肉或許可有效預防肌力衰退，但是我認為光靠鍛練大腿不一定可以確實預防運動障礙症候群。雖然肌力衰退也是問題所在，但是平衡機能的衰退也會造成重大影響，所以我認為「使雙腳確實保持重心」，才是必須達成的目標。

此外上了年紀後不只大腿肌力會衰退，位在身體中心部位，用來支撐全身的深層肌肉也會衰退。正因如此，才會無法維持正姿，導致姿勢不良，連帶平衡能力也會變差。

如能在鍛練大腿的同時也能鍛練到深層肌肉，才能找回更加健康的身體。

最重要的是，在做訓練鍛練大腿肌肉的同時，也應調整姿勢，將注意力確實放在深層肌肉上，再來鍛練肌肉。這樣一來，就能同時提升肌力以及平衡能力了。

單純針對大腿，不顧三七二十一地埋頭鍛練，這個人的平衡能力絕對不會改善。

向「愛偷懶的軀幹」說分手吧！

人類是目前地球上現存的生物當中，唯一可以「雙腳直立步行」的動物。

譬如像駝鳥或雞這類的鳥類，還有袋鼠、猴子等動物，雖然也能用雙腳步行，但是並無法像人類這樣，脊椎與大腿骨可以呈「一直線」地直立著。

「不過企鵝不是就能站得直挺挺地走路嗎？」或許有人會有這麼想，但是走路搖搖晃晃的企鵝，並非用雙腳直立步行。事實上企鵝的雙腳比外觀所見的長度更長，但是幾乎被厚厚的脂肪覆蓋在身體內側，所以才會看不見。從X光照即可一目了然，企鵝無論在站立或是在步行時都一樣，膝蓋常常是彎曲半蹲的狀態。

總之，為數眾多的動物當中，可以「直立」雙腳步行的動物，只有我們人類而已。

原本人類的祖先是用四隻腳在站立，後來捨棄了穩定的四腳步行後，選擇了不易保持平衡的雙腳步行一途，所以人類在步行時如果沒有運用到軀幹的話，便無法有效率地支撐身體，很快就會疲憊不堪。

當然未充分運用軀幹還是可以站立或步行，但是這樣不僅容易疲累，也會造成身體其他部位相當大的負擔。接下來還會因此引發疼痛等症狀或疾病。

遠古經常每天長距離步行的人類，即便沒有人教導，也能自然學會正確使用軀幹的方法。然而承如前文所述一般，在文明發展下生活變得極為便利的現代社會，人們幾乎不再步行了。現代人搭電車只要提前一站下車，就會感覺已經走了很長一段距離，但在我們祖父母那個年代，小學想要上學時，翻過一座山頭都算是理所當然之事。所以現代與過去相比，「步行」的程度可說是天差地別。

如今在機場轉機或在車站轉車，必須步行較長一段距離時，都會設置「電動步道」。被如此寵壞的現代人，身體構造雖與古人可以步行十公里的身體構造一模一樣，但是性能卻已經退化到能走上五百公尺就算十分了不起了。

也就是說，走不久的現代人，已經逐漸喪失正確使用軀幹的感覺。雖然現代在非洲等經常長距離步行的人們，仍然懂得如何正常使用軀幹，但在文明進步的地區，即便不常使用軀幹還是得以生活下去。於是我們的身體才會演變成「愛偷懶的軀幹」。

當「軀幹喪失功能」，除了會引起肩膀痠痛、頭痛、腰痛之外，還會導致手腳冰冷、手腳麻痺，甚至於高血壓等疾病，都是「錯誤姿勢」所引起的。

究竟該怎麼做，才能在日常生活中留意正姿並養成習慣呢？

一想到平時得一一注意手、腳、頭等部位的姿勢，或許會令人坐立難安吧？

當然不至於如此。事實上只要養成一個非常簡單的習慣，就能保持正姿。

那個姿勢就是「拉背」。

聽起來或許不可置信，但只要拉背，身體就能呈現最佳平衡的姿勢，深層肌肉也能充分發揮機能。第三章將針對「拉背」這個簡單且最強的習慣，來為大家進行解說。

第3章

拉背三十秒，史上最強健康法

「拉背」三十秒即可完成

小學時難忘的暑假回憶，就是早晨的收音機體操。揉著惺忪睡眼來到公園或廣場上集合，配合收音機放送的音樂活動身體，動一動之後讓人完全清醒過來，精神大振。

日本第一代的收音機體操，是由日本遞信省簡易保險局（現在的 Japan Post Insurance Co.,Ltd.）於一九二八年推出作為國民保健體操，經由收音機廣播因而廣泛普及。現在的收音機體操其實已經是第三代，設計時以「老年男少皆可參與」為訴求重點，自一九五一年五月六日開始放送以來，受到許多人的歡迎。

這種收音機體操最基礎的動作，可說是「伸展運動」。雖然只是「將雙臂由前方往上抬高，再從側邊放下」的單純「拉背」動作，但是當手臂充分伸展再慢慢抬高，使後背呈一直線後，接下來就能以最適合運動的姿勢，進行後續的體操。

「拉背」，就是「調整軀幹維持正姿的方法」。唯有「正確的姿勢」，才能最有效使用身體。但是既非整脊師也不是運動選手的普通人，根本不懂得什麼身體的使用方法以及骨骼的構造，所以即便突然想要採取正姿，實際執行起來也會遇到困難而無法遂心。

縱使一再耳提面命「保持正姿」、「使用深層肌肉」，一旦習慣不良姿勢，就會很難掌握正姿的感覺。我剛開始為患者治療時，也會提醒大家「請保持正姿」、「要使用深層肌肉」。但是每次我都感到十分無力，所以我花了超過十年的時間，推敲思索是否有什麼方法可以無需經由大腦思考，就能自然而然維持正姿。

後來我終於發現，這個方法就是我們最熟悉不過的拉背。一拉背，就會像人在測量身高時一樣，無意識地將頭部位置往上拉。只要拉背，自然就能呈現類似提線木偶這般收下巴，且頭頂被吊起來的姿勢。而這種姿勢，正是我們身體原始應有，「比照設計圖的身體位置」。身體如能設定在這種位置上，脊椎的運作就會改善，施加在身體上的負擔就不會只有某部位負擔過大。

由於腹部會往上提拉，因此腹部周圍自然會小一圈。這種腹部平坦的感覺，尤其是整個桶狀軀幹緊實起來的感覺，正是「深層肌肉發揮機能的狀態」。

拉背後再將手放下，如能維持這種腹部緊實的感覺，軀幹就能保持正姿，得以充份發揮機能。如能掌握這種感覺，即便姿勢不正時，也能馬上加以矯正。

至今不管多努力，仍然一直被人叨念姿勢不佳的人，單純只是不了解「何謂深層肌肉發揮機能的狀態」而已，也難怪他無法呈現正確的姿勢。

第一章已為大家說明過，當姿勢不良時，歪斜的脊椎會阻礙神經運作，且會造成肌肉負擔，因此會招致各種身體不適及疾病。

錯誤姿勢所引發的各式症狀

- 身體不適
- 高血壓
- 視力不良
- 肩膀痠痛
- 頭痛
- 腰痛
- 生理痛
- 慢性疲勞
- 手腳冰冷
- 頭暈目眩
- 焦躁不安
- 手腳麻痺
- 便祕
- 貧血
- 關節痛
- 過敏
- 梅尼爾氏症
- 坐骨神經痛
- 耳鳴
- 氣喘
- 憂鬱症
- ＡＤＨＤ

容我重申，如此眾多的各式症狀及疾病，都與姿勢不良息息相關。但是在此同時也表示，如能學會「拉背姿勢」並養成習慣的話，就能擺脫這些不適症狀，獲得健康。

單靠「拉背」這個動作，就能使過去一直在承受多餘負擔的緊繃肌肉變輕鬆，自大腦發出的指令也能順利傳達。如此簡單且為史上最強的健康法，我敢說是獨一無二。

漫步在大街上，瞄見自己反映在櫥窗上的姿態時，還有坐在辦公桌處理文書工作時。當你一發現自己的姿勢不正確了，請務必做做拉背的動作。隨時隨地都能進行的拉背動作，「只需三十秒」即可完成，這正是全世界最簡單的健康法。

身體自然回歸「正確位置」

以前我曾為雪板日本代表選手的F先生治療過後背。

F先生因為後背疼痛的問題前來向我求診，除了這個問題之外，他在雪板比賽中，也常為了保持身體平衡的問題煩惱不已。聽他描述完他的困擾之後，我不加思索地告訴他，身為頂尖運動選手，正姿是極為重要的一件事。

所謂的正姿，就是「最有效率地使用身體的狀態」，也是「最不會造成身體負擔的姿勢」，正姿不僅是根治後背疼痛不可或缺的一個重點，更有助於比賽時的表現。

於是我二話不說，馬上用簡單明瞭的方式教導他將注意力放在正姿上的祕訣。

我提的建議，就是「刻意將耳朵後方往上拉」。我告訴他只要這麼做，就像頭部被吊起來的提線木偶一樣，重心自然會轉移到中心部位，使身體多餘的力量得以放鬆。

想維持完美姿勢必須做到「收下巴」、「挺胸」這二個動作才行。想在比賽這一瞬間，同時做到這二個動作是非常困難的一件事，只有在狀態非常良好時，才能做出令人滿意的姿勢，因此F先生說他一直在摸索更好的方法。

此時我告訴他我指導的「正姿」，正好能與他所說的理想姿勢完全吻合，而且只要單靠「將耳朵後方往上拉」的這一個動作，就能實現他理想中的姿勢，他聽完我的解說後，發現這個方法也能在雪板比賽中加以活用，心中感到雀躍不已。

因為他發現必須留意的二個重點可以藉由正姿同時達成，這樣一來，在滑雪的同時保持正姿似乎是可行的。不愧是一流的運動選手，只經我說明過一次後，他便馬上理解且直覺反應，只要「將耳朵後方往上拉」軀幹就會使力，得以做出他理想中的姿勢。他一定平時便經常研究身體的使用方式，此外他的身體感知器也擁有極佳的敏銳度才是。

這個方法，並非只有專業的運動選手上才適用。「將耳朵後方往上拉。」雖然這是我直覺建議F先生「如何呈現正姿的作法」，但這也正是平時我們想要做出「拉背姿勢」時，必須刻意去執行的關鍵動作。

想在瞬間調整姿勢，讓自己像頭部被吊著的提線木偶時，請先試著將耳朵後方往上拉吧！我們在做健康檢查或全身健檢需要測量身高時，臀部或後背會靠在身高測量器上，頭部也會被要求得靠在儀器上。此時將頭部靠在儀器上的動作，就是將耳朵後方往上拉的動作，藉由這個動作頭部就能如同被拉扯般，呈現正確的姿勢。

如能做到這個動作，就能同時完成「收下巴」以及「挺胸」這二個正姿必備的動作。請大家馬上來體驗看看這種自然呈現正姿的感覺。

F先生曾要求我別將這個方法公開在書上，以免其他選手仿效造成他的困擾。但我還是希望更多人擁有正確的姿勢，雖然對他感到抱歉，仍要仔細地教導給大家。

只要刻意地「將耳朵後方往上拉」，即便你不是感知性能以及軀幹機能優於常人的

運動選手或嬰幼兒，任誰都能輕鬆簡單地保持正姿，使軀幹得以發揮功能。這次將這個方法介紹給大家後，感覺我似乎離最終目標又跨近了一步。

零到一百零八歲都能做的簡單健康法

到目前為止，我看診過的患者包括嬰兒及高齡者，年齡層十分廣泛。因此我發現到一件事，沒有一個人的身體是一模一樣的。

有些人的身體柔軟，有些人的身體僵硬，此外每個人在日常生活當中，使用肌肉的方式以及個性差異等等，都會一點一滴對身體造成影響，這些影響將進而形成這個人才具有的個人特徵，所以每位患者的身體都是獨一無二的。

承如第二章所述，人類出生時便具有完美的骨骼位置以及肌肉。雖然誕生時人體構造上的骨骼、姿勢、柔軟度幾乎無異，但是隨著成長將開始產生差異。最初會出現差異的，就是生活型態，而且生活型態似乎會在幼兒園時期開始因人而異。

舉例來說，常在戶外玩耍的孩子，很擅長跑跑跳跳。高興的時候會上下跳個不停，全身充滿雀躍情緒。反觀常在家裡遊戲的兒童，或者總是被父母要求要安靜的小孩，就會變得不太懂得如何用身體表現自己的情緒。

此外，當孩子成長至小學低年級後，姿勢與柔軟度也會逐漸出現差距。從此時開始到國中為止的這段期間，讀書時如果坐姿不正確的話，將影響甚鉅。經實際調查後發現，**在三十幾歲、四十幾歲深受嚴重肩膀痠痛所苦的患者，以及因駝背治不好而感到困擾的患者，這些人大多數在小學、國中時期都曾用功苦讀，據說就是從那陣子養成姿勢不良的習慣**。這些人紛紛異口同聲地表示，倘若當時了解姿勢的重要性，以及不良習慣會嚴重影響姿勢的話，自己的人生應該會截然不同……，他們心中滿是懊悔。

隨著年齡增長，有運動習慣的人和沒有運動習慣的人、平時有在保養自己身體的人與沒有在保養的人，兩者間出現了極大差異。時常活動身體的人，上了年紀後身體還是依舊柔軟。這些人並非原本身體便特別柔軟，大部分都是在三十幾歲或四十幾歲時，發現多多活動身體有益健康，才從此開始改變生活習慣。

例如在與孩子玩樂時，發現體力與過去相較之下變差了，或是擔心腰痛繼續惡化下去會不得了等等，因為這些小小的警訊，開始將運動的習慣融入日常生活當中，而且日復一日堅持下去，身體絕對會起變化。尤其長期從事瑜珈、氣功、太極拳等，需維持正姿運動項目的人，即便在七十五歲過後，身體還是能夠活動自如。

經我看診過的患者當中，最高齡的是在一百零八歲去世的G先生，生前他一直來總院看診。這位G先生原本是蔬果店的老闆，經常搬運重物，所以在七十幾歲時開始會腰痛。為了治療腰痛，他開始每個月一次或每二個月一次，定期來院檢查身體。

當然他年事已高，走起路來也十分吃力，不過他年過百歲竟還能精神奕奕地騎著機車來院看診，不得不叫人佩服。他也經常幫忙運送橘子到府，但有一次在家門前停車時，被倒下的機車壓到受了傷，住院一個月左右之後，便與世長辭了。

除了G先生之外，也常有年長者與我分享戰爭時期的故事。

或許是因為曾經與死神交手過的關係，每位年長者對於能夠活下來這件事，往往心存感激。再加上曾歷經千辛萬苦，他們樂觀積極的態度與我們這一輩的人相差甚遠。

他們在年輕時活動身體辛勤工作，就像在進行訓練一樣，他們的身體骨骼不但粗壯，而且肌肉也很結實。事實上許多年長者，都擁有紮實的基礎體力，令我感佩不已。

反過來說，儘管他們具備如此強健的骨骼及肌肉，但是上了年紀後，身體還是會出現愈來愈多的不適症狀。對此心有所感時，我才二十幾歲，卻對自己將來是否能夠身體健康，充滿著強烈的不安。當時我還沒有養成跑步的習慣，也不像現在有在從事鐵人三項運動。因此很擔心如果自己一直沒有運動習慣，幾乎沒在活動身體的話，到了七十幾歲、八十幾歲，身體還能不能支撐得下去。

現代社會生活便利，我們的身體在成長過程中備受寵溺，因此並不具備現代高齡者年輕時的粗壯骨骼與結實肌肉，所以我們擁有的體力原本就不比過去的人充沛。

不去面對這項現實，繼續放任且不加以改善的話，免不了無法像現在的高齡者一樣，能夠健康且獨立生活如此長久的時間。

為了避免這種現象，我們生活在現代的這群人，都應該在身體還能活動的期間養成運動的習慣，時常保養身體才對。

不用強迫自己「一天要做x分鐘」

常聽到大家對於公司要求統一標準一事感到心煩。

這套統一標準在工作上可提升企業利潤，或許是必備的一環，但我認為想要培養運動習慣時，完全不需要為自己訂立一套統一標準。我會這麼說，是因為每次我建議患者要運動後，非常多的人都會這樣反問我。

「每天要走幾分鐘才行？」

「這個運動一天要做幾次？」

每次我都會這樣回答。

「不用去想要走幾分鐘或做幾次，在能力範圍內完成就行了。」

像自己決定一天要健行一小時，或是一天要做十次深蹲，反而會讓人無法持之以恆。設定做到某個程度的目標是好事，但若將這個目標視為必須達成不可的「統一標準」時，就會讓這個運動本身變成一種門檻，讓人感覺有難度的時候，就會開始心生厭煩。

當你感覺完成十次深蹲有困難時，千萬不要停止這項運動，只要減少次數即可。與其隨便做十次深蹲，倒不如仔細完成三次深蹲來得有效果。假使每天花一小時健走感覺吃力的話，不妨在出門採購時保持正姿，充分運用軀幹用心步行二十分鐘更為理想。

大概是電視上的保健節目在介紹健康法時，常會用「這個運動一天要做〇次」，或是「這個運動一天做〇分鐘才會見效」這套說法的關係，許多人無論在做運動或是養成正姿時，很容易不由自主地浮現「一天要做幾分鐘才好」的想法。

但是像這樣計算「運動量」之後，將很難讓身體養成習慣，因為「習慣」比「運動量」更重要。舉例來說，在拉背時並不需要去思考一天最好要做幾次拉背，或是應該拉背幾分鐘才好。只要坐在椅子上的時候想到就做一下拉背，或是起身的瞬間想到就做一下拉背，養成拉背的習慣後，效果會更加明顯。

再者，這種「習慣」如能徹底轉換成「身體自然反應」的話，即可隨時隨地加以實踐。將刻意拉背變成一種習慣，使瞬間就能完成的拉背動作，完成變成身體的自然反應，就能融入日常生活步調當中了。

無論是想養成運動習慣或是拉背動作，都應該先將想做的事情習慣化，久而久之自然就能成為生活的一部分，這樣才是最理想的狀態。

將注意力放在這就能活動自如

大家認為人類與長頸鹿，何者的頸部骨頭數量比較多呢？

一般普遍認為長頸鹿的脖子很長，想必骨頭數量也會較多，但是正確答案卻是「人類與長頸鹿的數量一樣多」。海牛與樹懶等一部分的動物除外，大部分哺乳類的頸部皆由七根骨頭所組成。那麼人類的手臂，也就是從手腕至手肘為止共有幾根骨頭呢？

正確答案是二根。平常大部分的人應該都不會去留意到手臂有二根骨頭這件事，假使手臂只有一根骨頭的話，手腕便不可能做到扭轉的動作。

大家或許會感到意外，但是單純運用一根骨頭，以及同時活用二根骨頭的時候，身體的活動方式將會有所不同。以手臂的骨頭為例，要做到扭轉手腕的動作時，倘若靠近小指的骨頭保持不動，僅扭轉靠近大拇指的骨頭活動手腕的話，二根骨頭會交叉。如能像這樣親自細心留意骨頭的動作，將能更靈活地控制自己的身體。

比方說剛開始游泳時通常以狗爬式或蛙式入門，為了學習正確的泳姿，須將注意力放在手腕的動作上，訓練手腕盡可能撥動大量的水。此時如能理解手腕骨骼的構造，就能迅速學會這個動作，有助於加快精通游泳的速度。

同理可證，**肩膀的骨頭不只一塊，須在鎖骨、肱骨、肩胛骨這三塊骨頭連動下才得以運作**，達到廣大的可動域。但是許多人被要求活動肩膀時，往往只注意到雙臂的骨頭，因此可動域才會變窄。不僅如此，大部分的人應該作夢也想不到，鎖骨也是擴展肩膀可動域不可或缺的骨頭之一。或許是因為可從領口看見鎖骨的關係，一提到銷骨自然會聯想到胸骨，因此對一般人而言才會很難想像鎖骨與肩膀的動作息息相關。

但是除了將注意力放在雙臂骨頭之外，在活動肩膀時也能同時注意到肩胛骨及鎖骨的話，肩膀才能更加活動自如。因此這三根骨頭對於游泳等運動中「抬高手臂」的關鍵動作，才會影響這麼大。將注意力放在骨頭上，人體關節自然就能大範圍活動。無論肩膀或是手臂，都藉由大腦主導如何活動。想要活動肩膀時也是一樣，當大腦一直以為只能活動雙臂的骨頭時，肩膀的可動域就會被限制在只有雙臂骨頭可以動作的範圍內。

倘若大腦能夠理解「肩膀須經由三塊骨頭連動才得以活動」的話，就能擴展肩膀的可動域。因此要認識肩膀的骨骼構造，改變活動的方式。學習骨骼及肌肉的知識，即便僅具備些微了，也能發揮極大功效，幫助有效活動身體。

想要拉背雙臂卻舉不高的人，代表肩膀關節運作不良之外，也可能是因為不了解肩膀骨骼的活動方式，因此才無法靈活運用肩胛骨及鎖骨。大家不妨試著了解一下肩膀骨骼構造等知識，學學有效活動肩膀的方法吧！

罹患脊椎側彎卻是世界最速男？

奧運金牌得主尤山．波特（Usain St Leo Bol）選手，號稱是「世界上最快的男人」。他在二〇一二年的倫敦奧運男子田徑一百公尺決賽中，以九秒六三的成績成功刷新奧運會記錄。但許多人不知道波特選手，其實罹患了與姿勢有關的「脊椎側彎症」。

這是種脊椎左右彎曲變形的疾病，大部分的案例都是在青春期發病，而且絕大多數皆找不出原因。如果將輕度脊椎側彎也涵括其中加以計算的話，據說每五十人就會有一人發病，但是當身體停止成長後，病症便不會再繼續惡化下去。再者雖然脊椎會呈現左右彎曲的狀態，但只要平日注意姿勢，還是能夠與這種疾病和平共存。

仔細觀察波特跑步的模樣，便可發現他的姿勢非常端正。**耳朵後方完全往上拉，與肩膀的線條呈一直線，完全是以一副拉背的姿勢在跑步**。

儘管脊椎彎曲，但他為了跑步加強骨盆周圍的肌力，創造出得以有效運用軀幹的獨特跑步方式，使他成為全世界跑得最快的人。除此之外，其中關鍵應該就是他比任何人都更擅長運用地面帶給他的「反彈力」。

他會利用人類腳踩在地面時所產生的反彈力來步行或跑步。愈能有效運用這種反彈力，愈能輕而易舉地向更遙遠的彼方前進。究竟該如何將這種反彈力運用至最大極限呢？就是必須做到波特選手也在身體力行的「拉背姿勢」。

拉背正姿後，持續保持這個姿勢將身體往前傾，雙腳自然就會往前邁進。反覆進行這個動作後，就會串連成「步行」、「跑步」的動作。當雙腳著地時，除了會出現觸及地面的感覺外，更能妥善運用反彈力，順勢形成下一步的一連串動作，因此會宛如啟動渦輪增壓器一般，得以非常有效率地活動身體。

儘管波特選擇罹患了脊椎側彎，但是他能跑得如此飛速，可說全是因為他的姿勢正確，可以十分有效率地運用反彈力的關係。

傳聞波特選手跑得最快時，他的步幅達到三公尺，只要跑步時保持拉背的姿勢，雙腳彷彿像是從心窩處開始生長出來一樣，得以將上半身與下半身對調過來，便可以拉大步幅。以波特為例，雖然他可以善用身高一百九十六公分的優勢，但是他能有效率地用軀幹，將心窩處以下切換成下半身，這也是他能在歷代頂尖短跑選手當中，鶴立雞群邁出極大步幅的主要原因之一。

除了短距離賽跑之外，正姿同樣也能在長距離賽跑時讓選手拉大步幅。對於馬拉松選手而言，理想的姿勢同樣也是上半身拉背的姿勢。然而卻有許多跑者不明白這個道理，因此愈是疲憊的時候，愈容易出現下巴往前突出的不良姿勢。

我自己在跑馬拉松時，通常只會將注意力放在是否有維持正姿這點上。擅長馬拉松的選手當中，有些人一個月就會跑上二到三百公里，但是我一個月大約只會跑個三十公里左右。只要不是像運動選手如此重視時間的人，單靠在跑步時留意正姿，即便以最少的訓練時數，還是相當有可能跑完整場馬拉松比賽。

電腦螢幕拉高「十五公分」是最佳高度

一提到 Google，大家都知道是與 Microsoft、Apple、Yahoo 等公司齊名的世界一流ＩＴ企業之一，但是聽說這家公司名稱的英文拼字原本並非如此。

「Googol」有十的一百次方之意，據說當初將這個單字拼錯了，還以「google.com」這個網域名稱註冊，於是公司名稱也就順勢改成 Google。

由於只要在搜尋方塊中鍵入文字即可馬上找到答案，因此甚至被尊稱為「Google 大師」，而且一提到搜尋引擎通常就會聯想到 Google，但假使當初註冊網域名稱時拼字正確的話，或許就會被稱作「Googol 大師」了。

現在類似 Google 的網路相關服務，在我們的日常生活已不可或缺。除了工作上會使用到電腦，私底下也長時間待在電腦前的人，更是不在少數。但是也因此讓許多人在長時間使用電腦下深受身體不適之苦，這種情形在電腦普及前根本完全想像不到。

尤其最引人矚目的，就是長期以錯誤姿勢使用電腦，讓人出現肩膀痠痛的困擾。我的患者當中，也有許多人罹患這類症狀。據這些患者所言，他們的共通點就是長時間處於會導致姿勢不良的辦公環境下，使用電腦工作。

倘若每天都以不合理的姿勢工作的話，當然肩膀痠痛的情形也會加劇。不能讓身體來配合桌椅，而是使用適合自己體型的桌椅來保護身體，這樣才是正確的作法。尤其想請大家特別注意的一點，就是桌上型電腦（PC）的「螢幕位置」。

雖然有些人會注意到桌椅的高度，但卻鮮少有人會去留意螢幕的高度。其實只要將**桌上型電腦的螢幕放在螢幕架上，將螢幕位置「提高十五公分」，就能讓許多患者擺**

脫長年的肩膀痠痛問題。

H小姐原本也是罹患肩膀痠痛的一員。她在進口洗髮精等美容相關產品的小型貿易公司上班，每天坐在電腦前用 Excel 著手商品管理等工作，因此一直深受肩膀痠痛所苦。她也和許多人一樣，因為螢幕位置過低的關係，導致她總是低頭作業。

不過就在她調整螢幕高度，使畫面正中央的位置移到臉部正前方，讓她坐著時可以保持拉背姿勢後，頑固的肩膀痠痛竟像施了魔法一般，完全消失了。

H小姐的身體狀況完全改善後，並沒有獨善其身，而是將這個「十五公分的奇蹟」告訴了公司其他同事，後來聽說全員計畫一起擺脫肩膀痠痛的困擾。

當她將螢幕擺在螢幕架上時，常常有人問她為什麼要架高十五公分，於是她便向我建議，不妨做些類似貼紙的告示，讓人一看就能明白為什麼要改變高度。

因此我便製作了一些標註「展開姿勢革命！」的貼紙，交給了H小姐。結果其他的同事也陸續調整了桌上型電腦的螢幕位置，最後全公司的人都治好了肩膀痠痛的問題。據說大家都很感謝H小姐改變了整個公司。

人類的頭部重量相當重。雖說僅提高了十五公分，但是螢幕的高度過低的話，脖子

調整電腦螢幕位置姿勢改變

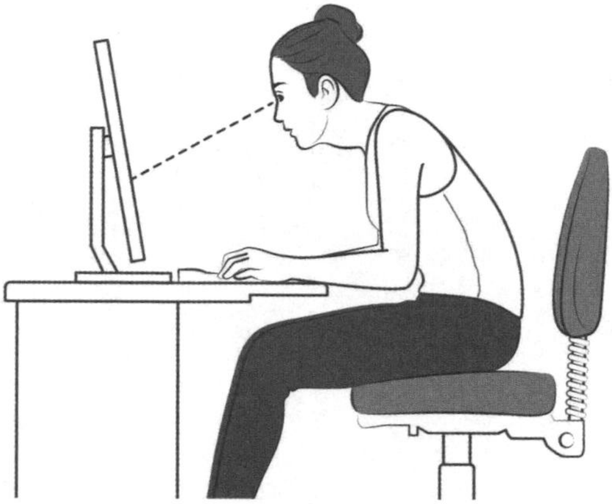

螢幕高度過低，脖子低下，加重頸部負擔。

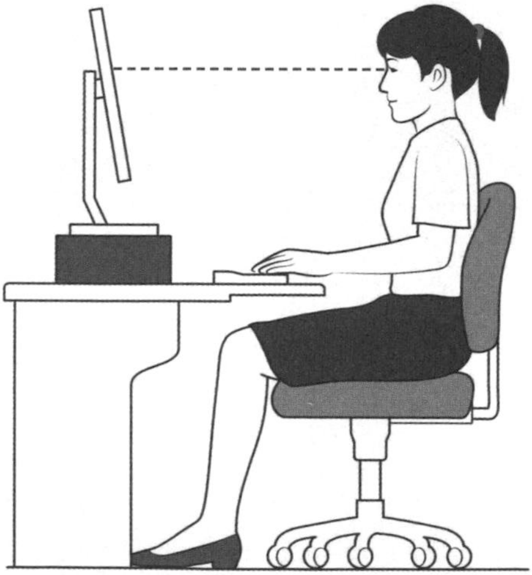

提高十五公分，展開姿勢革命！

勢必得經常往下低頭。人類只要稍微將頸部傾斜十五度，就會造成頸部約十二公斤的負擔，也就是說，這個重量會達到頸部位在脊椎正上方時二倍以上的重量。

在這種狀態下長時間處理文書工作，肩膀當然會痠痛。只要花些心思改善姿勢，就能守護自己的身體健康，請大家一定要明白這個道理。

與其使出全力不如適當「不」使力

進行肌肉訓練，或是隔了一段時間再做運動後，總會出現肌肉痠痛。參加孩子運動會的隔天，應該也有許多父親都會出現全身都在痛，只能像機器人一般行動的情形。

構成肌肉的肌纖維，並不具有感覺疼痛的痛點。既然如此，為什麼會肌肉痠痛呢？

造成肌肉痠痛的機制各說紛紜，以目前的現代醫學角度解釋的話，仍舊無法完全釐清原委。過去一般都會解釋成是運動過後所產生疲勞物質所導致，但是現在更有力的說法，則是因運動會造成肌纖維損傷，在修復的過程中會引發炎症，形成刺激性物質刺激筋膜所引起。包覆肌肉的筋膜具有痛點，所以才會因此感到疼痛。

雖然大家都不喜歡肌肉疼痛，但是想讓身體保持動作靈敏，進行肌力訓練是非常重要的一作事。承如第二章所述，鍛練肌肉也能有效預防運動障礙症候群。在鍛練肌肉時，必須多加留意。因為全神灌注用力過度的話，恐有損壞身體之虞。

活動身體時，理想狀態是維持拉背姿勢，運用軀幹，再放鬆其他部位的力量。如果用力過度的話，有些人甚至會出現練錯肌肉的情形。

事實上在從事健身的人當中，就有人過度鍛練肌肉，導致無法做到原本的正姿，而且身體不出力時也無法放鬆。

或許大家會認為健身屬於特殊案例，但是這種情形也常發生在一般人身上。

舉例來說，長時間呈現不收下巴且頭部往前突出的錯誤姿勢，一直使用錯誤肌肉進行訓練的話，就會讓不需要鍛練的肌肉過於發達。

於是身體就會無法回復讓頸部零負擔的筆直姿勢。由於這樣會讓頭部經常處於錯誤的位置，想當然爾，頸部疼痛也就會加劇。

而且類似這種案例治療時需要花費相當長的一段時間，才能讓頭部回到正確的位置上。拼命努力訓練，結果卻導致這種狀態，怎不叫人氣結。總而言之，訓練肌肉最重要的一點，還是應該了解正確的鍛練方法。

做肌肉訓練時，似乎大部分的人都會專注於訓練某處特定的肌肉，例如腿部肌肉或是胸肌等等。但是像這樣專攻某一部位努力訓練的話，並無法鍛練到關鍵的軀幹。而且做訓練時如果未將注意力放在身體中心部位，還會提高損害身體的風險。

比方在鍛練胸肌做重量訓練時，將注意力放在軀幹上做訓練，不但更有效果，而且還能預防受傷。如果是上健身房做訓練的人，萬不能依照自己的方式隨意鍛練，應確實請教練指導健身器材的正確用法及正姿，這樣才有益健康且能有效訓練。

過去在鍛練腹肌時，一般都會提醒大家最好同時進行相同次數的背肌訓練，但是現在這種觀念卻被視為無知。

目前「鍛練軀幹」的觀念逐漸成為主流，不再特別將腹肌及背肌分開來訓練，而會全面鍛練軀幹這整個筒狀部位。

動物以及古時候的人，原本就不會藉由腹肌或背肌等肌肉訓練，讓身體變得更為靈敏。事實上想要鍛練軀幹的人，與其使用健身器材，倒不如藉由團體跳繩這種大幅度擺動跳繩的動作，來得更有效果。

其實無須拘泥於做運動或是做訓練，如果能保持拉背姿勢進行日常所有的動作，就能將注意力放在軀幹上，有效率地運用身體。

也就是說，只要有正確地運用到軀幹，即便是步行或是做家事這些日常動作，都能鍛練到軀幹，使身體更加活動自如。

時常拉背呈現「正姿」，即能減少施加在身體上的額外負擔。

請大家再次回想一下，因不良姿勢所引發的各式症狀。

如果在日常生活中不會造成全身肌肉以及神經負擔，你的生活就能從此與這些身體疼痛、身體不適、各式疾病劃清界線。

全面改善，只要做到「將耳朵後方往上拉」一個動作即可。自然可呈現收下巴、挺胸的姿勢。只要這樣做，從眼下這一瞬間起，你的身體將朝向健康邁出一大步。

第4章

試著養成想到就「拉背」的生活習慣！

「體力走下坡」正好反映健康的重要性

之前在小泉純一郎之後接任總理一職的安倍晉三總理曾突然辭任，他曾對外表示「人生有三坡，上坡、下坡和『平地起風波』」，還因此掀起一陣話題。

上坡、下坡這些用辭除了可用來形容人生之外，也能用來描述各種情形。我們的體力也是一樣，會有走上坡的時候，也會有走下坡的時候。

一般只要年過四十歲，就會突然走下坡。若將身體狀態用圖表來表示的話，代表健康的曲線大約會在二十歲左右來到顛峰，接下來逐漸往下降。當這條曲線落到疾病區塊往下降後，也就是臨屆所謂的健康壽命，導致臥床不起時，就必須拖著病體度日。

這條健康曲線會因人而異，出現弧度及高度的差異。原本體力就比較好的人高度愈高，一開始就體力不佳的人高度較低。

下降時的弧度角度也是各有千秋，平時有運動習慣的人或是經常活動身體的人就不容易往下降，不然下降時的弧度也會較為平緩。但另一方面，也有人在年輕的時候就突

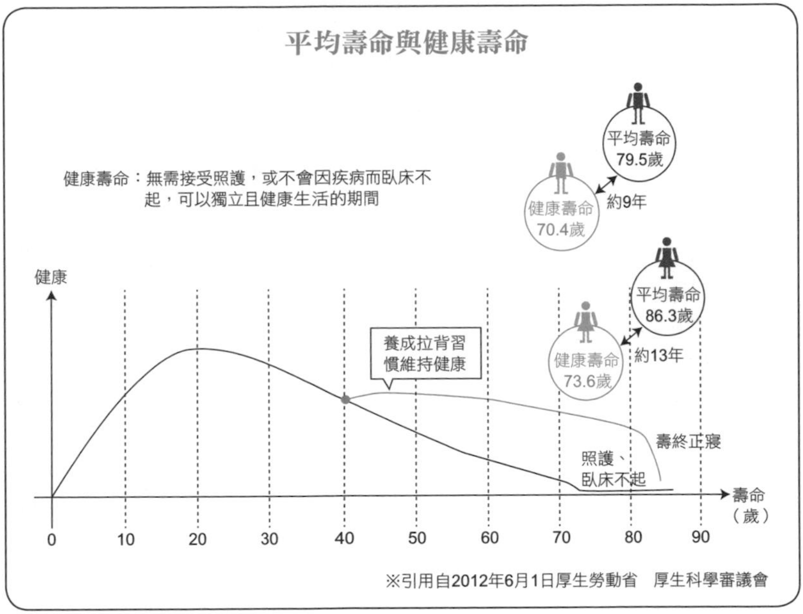

※引用自2012年6月1日厚生勞動省　厚生科學審議會

然往下降。因此想要鄭重提醒大家，當你發現自己的體力走下坡的時候，只要設法解決，還是有可能改善身體狀況。

明明小學時最擅長玩吊單槓，但是突然要教孩子翻轉上槓時，卻發現自己做不來。這種情形不絕於耳。不久前還做得到，某日卻突然做不到了，當你會不由自主地冒出這種感嘆時，通常都是在年屆四十歲左右。

在這四十歲前後的「通達」，非常之重要。

因為這正是身體在第一時間，「誠實」提醒自己體力已經走下坡的證明。例如「無法正坐」或是「脖子轉不動」，這些過去做得到的動作，來到某一個歲數後就做不到了，這就是身體在發出警訊，也是自己的體力明顯走下坡的證據。

不過想請大家注意的是，即使身體發出「警訊」，也完全無需沮喪。不需要沮喪是因為只要正視這些警訊並設法解決，健康曲線的下降弧度就會明顯不同，所以當你發現身體走下坡時，更應該感到開心才對。因為「體力走下坡」，正好也能提醒自己長命百歲健康獨立生活有多麼重要。

最叫人扼腕的，就是在爬樓梯時沒踏穩腳步因而受傷時，總會找些藉口來安慰自己，例如可能是自己太累了……。現代四十歲的人其實還算年輕，所以肯定作夢也想不到自己的體力走下坡了。但是一而再再而三忽視這些警訊後，將使未來的健康壽命縮短。

過去我曾遇到一名患者，因為參加孩子運動會時過於拚命而扭傷腳。當時這名患者在就診時心情十分沮喪地對我如此說道：「雖然受傷很不方便，但是我將這件事視為一個警訊！只要從現在起好好保養身體，明年我一定可以健康地完賽。我很慶幸，這次受傷能讓我了解到自己的身體狀態！」

與其過度自信自己還年輕，不做任何努力任憑走下坡，還不如發現黃色燈號亮起，認清體力已經走下坡的事實。再趁著這次警訊，開始保養身體也為時不晚。例如增加步行數，或是開始做運動，這樣比什麼都不做，袖手旁觀更能延長身體健康的時間。

著手保養身體時，如能融入拉背的動作，更能有效地找回正姿，有助身體活動自如。接下來將正式為大家具體介紹，將「拉背」融入生活習慣的實踐方法。

靈活運用「簡易拉背」與「全力拉背」

現在再為大家彙整一下，為什麼我會建議大家身體力行「拉背」健康法。

①動作簡單且不會造成什麼負擔，所以人人都能做，三十秒即可完成。

②無需昂貴器材，隨時隨地都能想做就做。

③可端正姿勢，呈現可有效使用深層肌肉的姿勢。

當你懷疑自己姿勢不正時，只要做拉背動作，馬上就能重新調整頭部及身體的位置，呈現得以活用軀幹的姿勢，使自己不容易疲累。藉由伸展身體的同時，順道提振精神，所以可說是「一舉數得」。

拉背可以獲得如此層層面面的功效，因此現在就來教導大家實際在拉背時的應注意哪些重點。簡單的拉背重點大家已經略知一二了，接下來希望大家再次確認一下，以學會正確的拉背動作。

雙手自然下垂的簡易拉背

①將耳朵後方往上拉，伸展上半身。

雙手自然下垂的簡易拉背

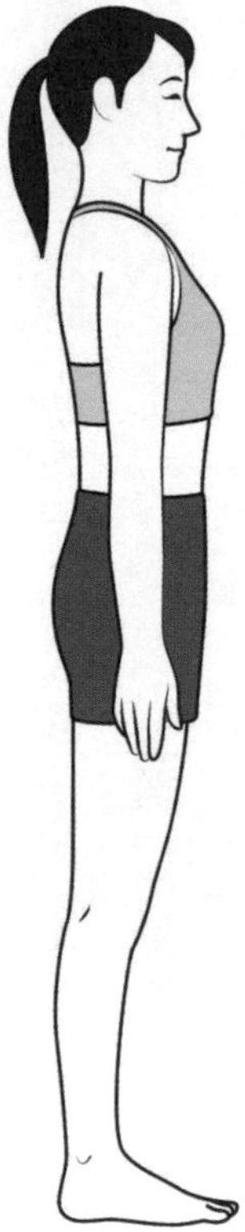

保持一直線往上拉。

順便提醒大家，關鍵不在「耳朵」，而是在「耳朵後方」。所謂的耳朵後方，是指距離耳朵約一公分左右的地方。這個一公分的差距非常重要，將注意力擺在「耳朵後方」而非「耳朵」上，與肩膀保持在同一直線再往上拉，就能呈現正姿。

重心會自然保持在正中央，呈現「收下巴」、「挺胸」、「夾緊肩胛骨」的姿勢。身體多餘的力量會放鬆，腹部會往上提，接著請維持這樣的狀態。

有時在開會，或與客人討論事情，甚至坐在電影院看電影，無法光明正大拉背的時候，還是會想要端正姿勢。此時不妨利用「簡單拉背」來調整姿勢，減輕身體的負擔。

另外在走路或跑步等身體正在活動的情形下，透過「簡單拉背」也能有助於正姿。

雙手往上舉高伸展身體，就是可以從頭調整姿勢的「全力拉背」動作。

雖然與一般的拉背動作幾乎沒什麼差別，但是有幾個重點必須留意，只要注意這些重點，就能重新調整不良的姿勢。

尤其一般人大多不會將手用力舉高，所以在做②的動作時，須仔細確認手掌是否有朝向頭頂的天花板，或是雙手是否有舉高至耳朵旁邊。

雙手往上舉高的全力拉背

①站著將雙腳平行張開與肩同寬，將重心放在腳底的三點上。
②雙手在面前交握後翻面，手肘伸直後再將雙手往上舉高，而且雙眼須盯著手背，同時將臉部往上抬高。
③充分伸展身體，彷彿要將自己的身體分別往上下方拉開一般。
④透過收下巴的動作，使臉部面向正前方，然後將雙手慢慢地往左右方放下。

處理文書工作感覺疲勞時，或者長時間搭乘飛機或新幹線時，不方便每次都站起來拉背的人，不妨坐著椅子上做拉背動作。必須留意的重點，就是坐著須保持正姿。

坐姿拉背時，應將重心擺在坐骨上。所謂的坐骨，就是坐在椅子上將手伸入臀部下方時，會摸到左右兩側硬硬的骨頭部位。如能將這兩側的骨頭立起來坐著，住在椅墊上方的上半身，就能呈現筆直的姿勢，如同站立時一樣。

雙手往上舉高的全力拉背

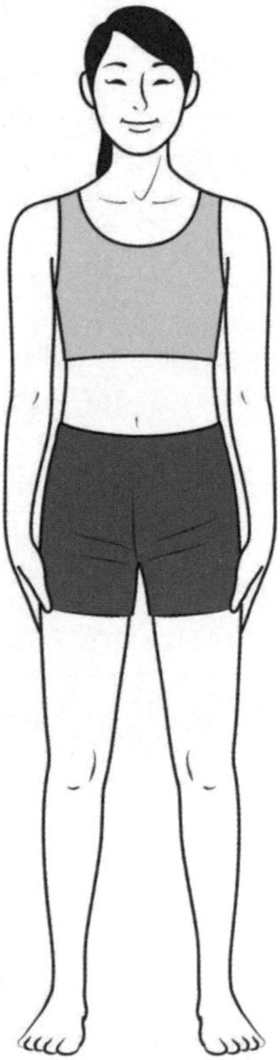

雙腳平行打開與肩同寬。

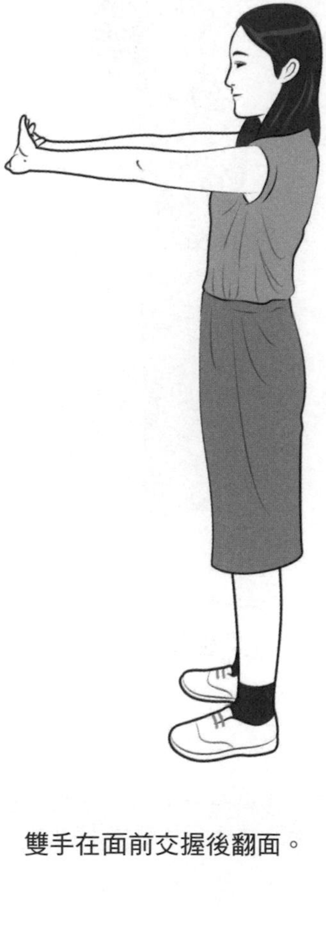

雙手在面前交握後翻面。

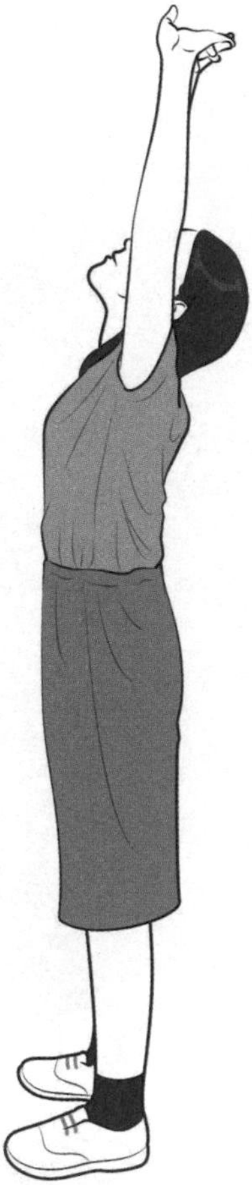

手肘伸直後再將雙手往上舉高，且雙眼
盯著手背，同時將臉部往上抬高。

拉背可使身體完全伸展開來，所以光做拉背動作就是很理想的拉筋操。而且還能順便檢查雙臂的可動域，看看是否能完全舉高，所以在做「全力拉背」的動作時，如能側身站在鏡子前面進行，或是從側面拍照的話，效果更佳。

除了雙臂之外，也請趁拉背時檢查一下肩膀、頸部、股關節等全身關節的可動域。

坐姿拉背

①坐滿整張椅子，椅子靠背與腰部不能出現縫隙。

②立起骨盆，坐著時要感覺坐骨頂在椅子的坐墊上。如能將上半身放在坐骨上，上半身的姿勢就能保持與站立時一樣。

③接著進行「簡單拉背」或「全力拉背②～④」的動作。

※椅子的坐墊過大會出現縫隙時，可將抱枕放在腰部調整姿勢。

坐姿拉背

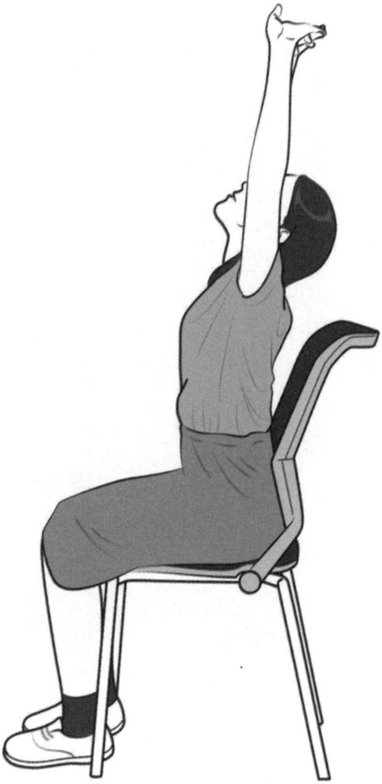

立起骨盆，加入全力拉背的動作。

將電梯當作最棒的「練習場所」

電梯內通常都設有鏡子，但卻很少人發現它的實際用途。

電梯裡的鏡子並不是讓人用來補妝用的，而是讓使用輪椅的人在後退離開時，不必回頭看就能確認後方有沒有人或障礙物，是類似輪椅族專用的照後鏡。依據二〇〇五年大樓管理公司的問卷調查顯示，明白電梯鏡子設置用途的人，僅有百分之十九點六。

到公司上班時，或是到百貨公司購物時，搭乘電梯的機會非常之多。如果有機會與輪椅族同時搭乘電梯，請注意避免擋住鏡子。此外，電梯這個空間，也是將拉背融入日常生活的絕佳練習場所。如能在日常生中提醒自己拉背，等同於平日活動的同時也在鍛練軀幹，就好像隨時在「順便訓練」軀幹一樣。想像這樣健康過生活的人，我建議大家可以「利用牆壁做全力拉背的動作」。

地點沒有任何限制，可以在客廳做，也能在辦公室進行，首先必須將後背靠在牆上再立正站好，接下來請將腳跟、臀部、後背、後腦杓靠在牆壁上。大家或許會覺得這麼做感覺頭部或肩膀會比平時更往後拉，其實這只是姿勢與感覺的落差而已，這樣才是正確的姿勢。換言之，有時平常的姿勢，肩膀或頭部往往都比像想中的更往前突出了。

此外若能保持這種姿勢，再刻意將耳朵後方往上拉的話，這樣無須將雙手舉高，就能做到全力拉背的動作。所以在進行這一連串的動作時，就能趁著去上班或到百貨公司搭電梯，靠牆做拉背的動作。尤其去拜訪客戶或朋友的時候，都很建議如法炮製。只要在電梯內做拉背的動作，保證可以改善姿勢，也能讓對方有好印象，增加好感度。

搭電車時，如果可以站在電車門前面，此時也是拉背的大好良機。與其拿智慧型手機出來打電動，倒不如趁機「順便訓練」軀幹來得更健康不是嗎？在電車內「順便訓練」軀幹，還能善用電車會搖搖晃晃這種不穩定的環境，刻意不抓吊環訓練平衡感。

在電車內「順便訓練」軀幹

①雙腳平行打開與肩同寬，將重心放在腳底三點上。

②電車開始搖晃後，注意保持筆直站立的姿勢，在前後左右取得重心避免晃動。

③擔心會突然搖晃或劇烈搖晃的人，可單用一根食指抓住吊環，或是將一根手指靠在門上保持平衡。

在電車內「順便訓練」軀幹

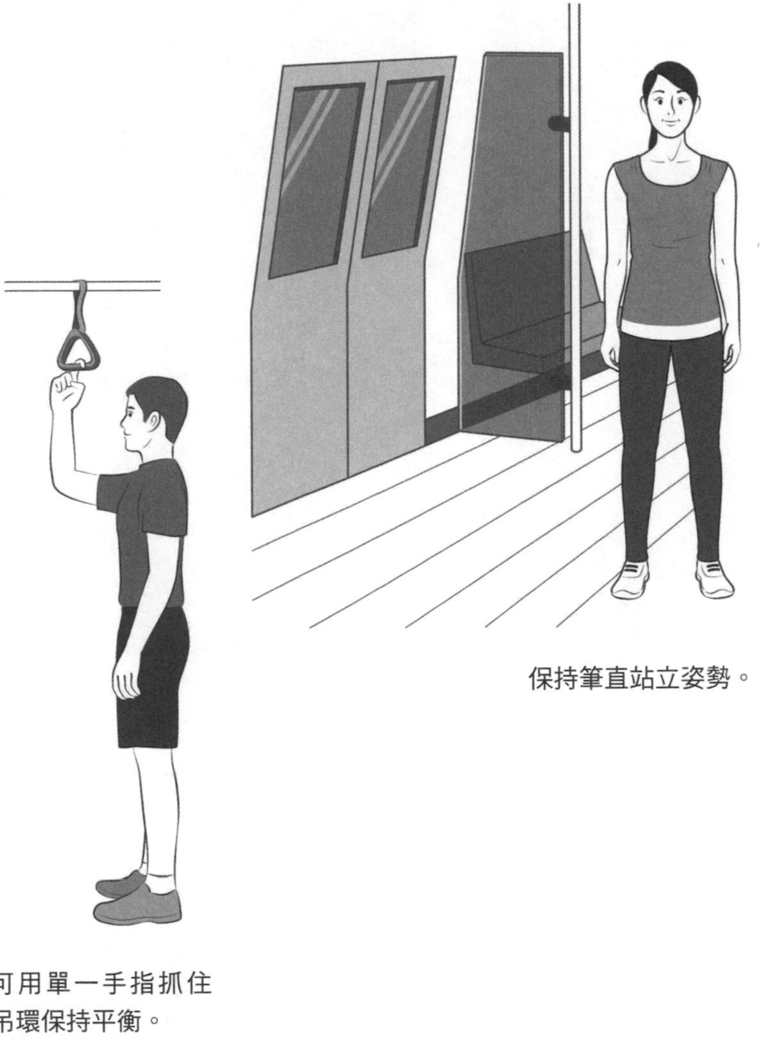

保持筆直站立姿勢。

可用單一手指抓住
吊環保持平衡。

其實單靠一根手指即可完全穩定姿勢。

如果是坐在座位上的人，則可試著保持正姿，刻意拉背，緊縮腹部，以這種狀態撐到下一站。實際試過之後，會發現比想像中還要吃力，也是一種不錯的軀幹訓練方式。

在日常生活中也有許多方法可以鍛練到軀幹。只要勵行拉背動作，單靠收音機體操也能使運動效果大幅提升。希望大家務必都要試著做看看。

設定每週一小時的「體育時間」

就連忙到不可開交的美國總統歐巴馬，據說每週都有六天，會每天做四十五分鐘的運動。他認為身體不活動會影響健康，因此每天早上都與蜜雪兒夫人一起做有氧運動或重量訓練。雖然他一直抱怨早上做運動「就好像在剝奪睡眠時間」，但是他還是維持每天早上四點起床，著實令人欽佩。

如果無法與歐巴馬總統這種意志強大的人相比，在繁忙的行程中還能兼顧運動，請盡可能將活動身體的時間融入日常生活當中。容我重申，人類這種動物無法完成原本可以做得到的動作，最大原因就是不去活動身體的關係。

就像小學課程表會安排「體育時間」一樣，請務必在每週個人行程表中，將「體育時間」安排進去吧。不需要每天做運動，但每週至少安排一或二小時的體育時間。將自己方便從事的運動，在行程表中排入一段可行的時間，就能延遲身體衰退的速度。

哪怕一週只有一小時的「體育時間」，就能讓我們的大腦新增「做運動」這個選項。一旦有了這個選項，自然就能豎起活動身體的感知天線。當你做完簡單的拉筋操感覺心曠神怡，下次或許就會想來試試瑜珈，當你健走完，說不定就會想去騎自行車了。

關鍵並不在於「每週一小時」這種時間方面的問題，重點是自己心裡要保有「運動」這個選項。對人類來說，健康的資產價值遠比金錢來得高。賺了錢卻賠了健康，有錢也沒命花。想要管理大家最寶貴的「健康」資產，「運動」這個選項一定能派上用場。

為了維持生物機能，安排「體育時間」活動身體是勢在必行的。

如能養成從事簡單運動的習慣，身體便不容易生鏽，自然能比現在更加活動自如。

更進一步，活動自如的成人愈多，也代表需要照護的高齡者減少。大家都用心安排「體育時間」活動身體的話，也就能順勢改變整個社會的現狀，解決高齡化問題了。

運動最好「輪換」

大家可能還不太熟悉，不過具備多樣化、多世代、多用途之特徵，通稱為「綜合型地區運動俱樂部」的新型態運動俱樂部，已在全日本開始為大家服務。這是由文部科學省於一九九五年開始，歷經九年期間所實施的示範事業，具有領頭羊的角色，目的在打造出可兼顧地區共享機制的運動俱樂部。

最近似乎有許多家庭會讓孩子參加少年棒球、少年足球，或是游泳社團等運動團體，現在來到綜合型地區運動俱樂部，就能與各種世代的人共同參與不同項目的運動。

例如可在星期一打羽毛球、星期三玩籃球，挑戰各種自己喜歡的運動。藉由這種運動俱樂部急速普及之下，估計二〇一二年綜合型地區運動俱樂部在全日本的成立數量，可達到大約三千四百家。我認為有機會接觸到各式各樣的運動是非常棒的一件事。

更重要的是，站在健康的角度來看，與其長時間參與一項競技運動，倒不如盡可能從事各種不同項目的運動來得理想。**長時間從事同一種項目的運動，只會使特定肌肉變得更發達，也容易造成身體不適**。但是如能參與多樣化的運動，就能從不同角度鍛練軀幹，因此更有益健康，也能改善姿勢。

我自己從小學到高中一直在踢足球，但是後來有好一陣子疏忽運動。即便加入健身房，也很少有時間能去做訓練，曾經一年只去游過二次泳，後來便退會了。因此我深切了解被入會活動吸引而加入，結果卻沒在上健身房的人內心作何感想。

儘管如此，我在年過三十歲之後，開始想去接觸瑜珈、氣功、皮拉提斯等各式各樣的運動。在此契機之下，使我至今仍不斷挑戰各種新型應運動，例如自行車、攀岩、越野跑、多面向肌張力探索技巧等等。

我認為運動應該要「輪換」。

我常建議患者一年要以輪換的方式嘗試各種運動。承前所述，從各方角度鍛練軀幹，除了可順便預防身體不適之外，另一個優點就是在投入運動時會令人充滿新鮮感。

嘗試過各種運動後，我發現無論從事什麼運動，當親身體會到自己有所成長時，最令人感覺欣喜。無論何種運動，從零分進步到八十分感覺較為進展神速，但是接下來要再往上提升時，必須付出更加倍的努力，也得具備天分才行。

當然如果你享受這段過程，或是志在成為頂尖選手的人，也能以一百分為目標，繼續努力下去。但是如果是為了興趣或健康而運動的人，與其如此登峰造極，倒不如挑戰不同項目的運動，另外從零開始尋找嶄新的樂趣，這樣也不失為一個好選擇。

萬一受傷的時候，恐怕也很難繼續從事同一種項目的運動，但是轉為嘗試其他不會使用到疼痛部位的運動，便能持續運動下去了。比方說在練習鐵人三項，發生腳痛無法跑步的時候，就可以將重心放在游泳上做訓練即可。

大家在運動時，如果對其他項目的運動感興趣，請務必養成「輪換」的習慣，這樣也能趁機從不同角度鍛練軀幹。

慢跑要將注意力擺在上半身

最近女性跑者不斷增加，甚至衍生出「美跑者」這個名詞，許多女性也開始參與全馬運動。但是女性開始投入馬拉松運動的熱潮，可說是最近才開始興起的。

對於現代人來說可能難以置信，但是據說在一九六〇年代之前，以生物學的角度而言，普遍認為女性很難跑完長距離的馬拉松運動。

但參加全馬的女性跑者卻接連不斷，甚至出現了以優異成績完跑的選手，因此於一九七九年舉辦了世界首屆的女子馬拉松比賽，也就是「第一屆東京國際女子馬拉松」。此外在一九八四年的洛杉磯奧運，女子馬拉松也終於被認定為正式比賽項目之一。

看到身著時尚運動服飾，英姿颯爽奔馳而去的現代女性抖擻姿態，不禁令人感覺恍如隔世。就像這樣，如今女性終於也取得了馬拉松正式參賽資格，但是我卻發現許多女性在跑步時，似乎總將注意力放在下半身。其實在跑步時，反而應將注意力放在上半身而非下半身，這樣在跑步時才不會白費力氣。

「跑步」是在反覆進行「將正姿站立的身體往前傾，感覺快要傾倒時再向前邁出一

步」的動作。一直維持快要傾倒的姿勢，善用重力再使出最少的肌力移動，這樣在跑步時才能最有效率，減少身體的負擔。

為了控制「快要傾倒時再向前邁出一步」當下身體的傾斜度，維持上半身的正姿就會變得猶為重要。跑步時如果將注意力放在下半身，一定會出力使得雙腳肌肉變硬，因此當雙腳著地時便無法吸收衝擊力，進而遭受損傷。因此建議大家應無視膝蓋以下的部位，跑步時盡量放輕鬆為宜。

有效率的跑步方式請參閱下述說明。

正確的跑步姿勢

①先拉背，注意頭部以及頸部保持在正確的位置。

②維持上半身的正姿，當身體往前傾，感覺快要傾倒時，再向前邁出一步。

③放鬆下半身的力氣，將注意力放在上半身，想像雙腳從心窩開始活動，使雙腳平行地輪流活動。

④揮動雙臂時，須感覺從肩胛骨開始活動。

正確的跑步姿勢

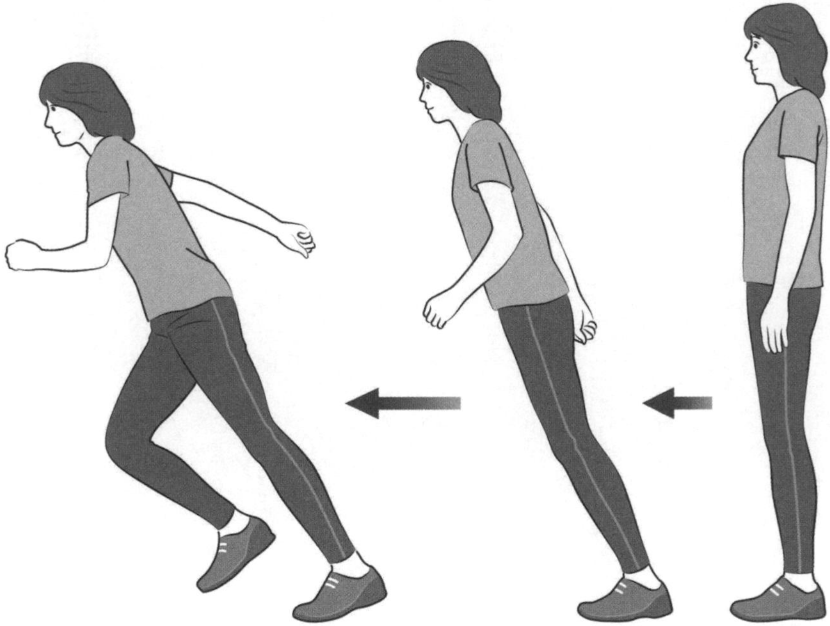

將正姿站立的身體往前傾，感覺快要傾倒時再向前邁出一步。

跑步時如能將注意力放在上半身，可有效運用到軀幹，所以能減少雙腳的負擔，可用最少的練習時間跑完長距離。還請大家務必試試看。

如果不想慢跑，想要短距離快跑的話，還必須刻意往地面踢，但是如果你不想像專業跑者計較時間長短，而想先以完跑為目標的話，重點就應該擺在如何省力又能有效率地活動身體這幾點上。既然想要養成「跑步」這種運動習慣，就應該學會避免受傷的跑步方式，享受安全又健康的慢跑樂趣。

走路時視線最好放在「二樓的高度」

「走路」應該是眾多健康習慣中，最輕鬆且最容易進行的運動之一。只要以正姿走路，還能預防並治療腰痛，想要減肥或促進健康的人，走路也是一定要養成的重要健康習慣之一。正確的走路與跑步，應保持身體的軸心然後將身體往前傾，善用重力再使出最少的肌力移動。不過走路時只需要注意一個重點，即可維持正姿，讓你愈走愈健康。

那就是走路時要盯著建築物的二樓看。

走路時將視線抬高至二樓的高度，就能一直保持正姿，有效率地使用軀幹步行。

為了讓患者做到這點，我通常會建議他們走路時看著前方店家的招牌。這樣一來，就能確實將身體挺直，所以即便走在同一條路上，也能看見不同的景色。

低著頭，老看著腳邊地面，不但一點樂趣也沒有，而且步伐也會隨之變沉重。既然要走路，就應該將視線抬高，輕快地邁開腳步，說不定還能因此發現新開張的店家，或是看到鳥飛過天際，這樣鐵定會讓散步變得加倍有趣。

而且走路時注意眼前事物，還能同時防止「走路看手機」的社會問題。邊走路邊盯著手機看，恐有撞到行人、自行車、機車之虞，非常危險。近年來因為「走路看手機」而從車站月台跌落的意外，更是層出不窮。

此外這種「走路看手機」的行為不僅會有安全面的疑慮，從健康及姿勢面來考量的話，其實也相當令人憂心。總之走路時還是應該將手機收在口袋或包包裡，擺動雙手並將視線抬高，才能愈走愈健康。

「走路看手機」會讓視野減少

前文所述的「走路看手機」，現在除了日本之外，也在世界各地造成嚴重問題。因此在美國的紐澤西州便訂立了禁止「走路看手機」的法規，違反者將被處以罰金。話雖如此，由於在日本慣用電子郵件及SNS，所以走路看手機的情形似乎更甚於其他國家，似乎就有國外媒體以「日本手機喪屍路上橫行」等標題加以報導。

根據研究人員所言，一般人「走路看手機」的話，會讓視野變窄至平時的二十分之一左右。也就是說，當眼前的物品接近至一點五公尺的範圍內，當事人才能發現，可說非常危險。各家手機公司紛紛提醒消費者「走路看手機」的危險性，而且「避免走路看手機的警告軟體」也陸續上市，但在現階段效果似乎並未完全彰顯。「走路看手機」除了會導致意外之外，也會對健康產生極大的不良影響。

「走路看手機」時，人的頭部會往前傾，這種姿勢並無法使用到軀幹。一旦養成習慣，即便將後背挺直站在牆壁前方，身體也會演變成後背與頭部無法靠在牆壁上。

許多人不知道自己的姿勢惡化到如此程度，才會依舊一邊走路一邊看手機。但是**「一邊走路一邊看手機」這種習慣持續下去的話，甚至有可能會造成椎間盤突出**。為了避免演變至此使人後悔莫及，現在就應該改掉這種壞習慣。

我有一名患者是位歌手，他曾經在搭乘新幹線來往東京與大阪期間，因為長時間使用智慧型手機，結果導致聲音出不來的情形。因為無論是走路或是坐著操作智慧型手機，頸部一定會往前傾，所以絕對無法保持正姿。這位歌手長時間呈現前傾姿勢，所以才會一度出現聲音機能障礙的情形。

過去曾有某家企業向我諮詢，問我是否能協助開發智慧型手機專用的抱枕產品。果然有許多人都因為智慧型手機的關係，造成頸部痠痛或後背疼痛，所以才會有這麼多消費者希望推出能改善這類煩惱的商品。

我也非常了解智慧型手機危害了許多人的健康，所以此類商品的需求一定非常高。我也曾多方思索研究，但就算可以支撐手臂，還是會造成頸部前傾。我不得不作出下述判斷——不管使用何種抱枕，都無法以正姿使用智慧型手機，回絕了這項合作計畫。

以 iPad 為例，通常在保護套上都會附有磁鐵，所以在瀏覽食譜時可以固定在冰箱上使用，但是隨身攜帶使用時，無論是智慧型手機還是 iPad，如何想方設法都無法維持正姿。因此總歸一句話，隨身通訊產品並不適合長時間使用。

此外想請大家特別注意的一點，就是兒童使用手機的情形。

「我家不會讓孩子帶手機，所以不用擔心。」

許多家長心裡可能都是這麼想的，但是除了智慧型手機之外，玩攜帶型遊戲機時姿勢不良也是相同的道理。錯誤的姿勢會養成習慣，所以請格外注意。

順帶一提，在我那個年代盛行電視遊樂器，所以我小時候也十分瘋迷。只是我家一定會「將電視擺在視線等高的位置」，打電動時就會被迫正坐。正坐必須保持正姿，而且腳會麻，所以很難長時間一直打。現在回想起來，不禁佩服我的父母真是設想周到。

走路改變視線，姿勢也會改變

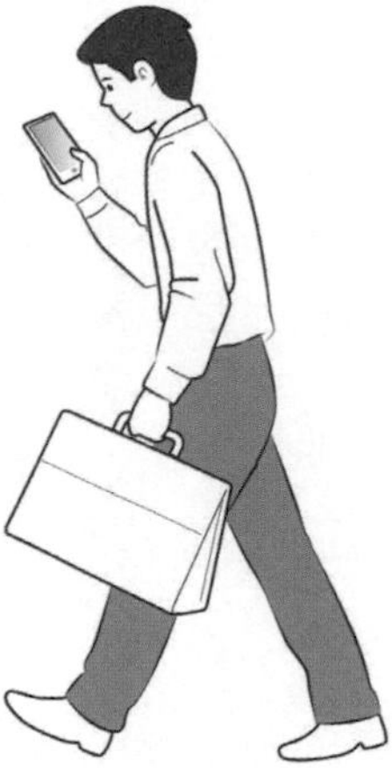

走路使用手機，視線減少二十分之一。

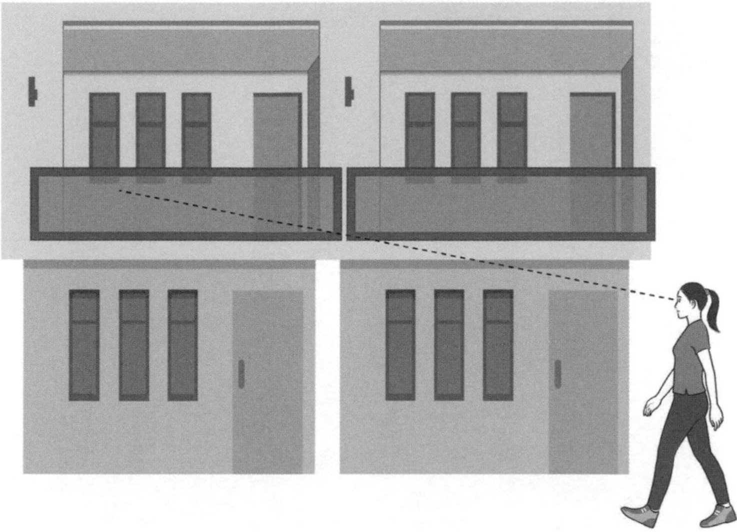

走路視線放在二樓的高度，身體就能保持正姿。

做文書工作時以「站著」最為理想

學生時代「換座位」可說是相當重要的一碼事，因為誰會坐在旁邊或是前面的位子，將大大左右學校生活的樂趣，總是滿懷期待與不安。最近除了在學校會換座位，有些公司似乎也會定期變動辦公室裡的座位。

變動辦公室座位的好處，就是可以轉換一成不變的停滯氛圍。藉由環境的改變，容易激發出新火花與新創意，變動辦公室座位，以正姿的角度來看，也相當正面。

如果自己在辦公室裡的座位一直固定不變的話，一定會老從固定的方向坐下來，再朝固定的方向伸手取物，並且面向相同的方向站起身來，有周而復始之虞。

舉例來說，如果辦公桌左側有面牆，無論起身或坐下時一定會從右側進出。這樣將造成身體經常習慣往相同方向彎曲，因此會導致姿勢歪斜。而且擺在辦公桌旁邊的櫃子位置，也會影響到姿勢。假使可行的話，請在辦公桌兩側保留充足的空間。

這樣一來就**能從兩側隨意進出，大幅減少身體歪斜的風險。再者定期換座位還能改變辦公桌周邊的配置與動線，如此會更加恰當。**

再者，必須長時間坐著工作，如能導入可調整高度的桌子，以便站著工作的環境最為理想。升降機能的辦公椅已十分普及，但可以改變高度的辦公桌似乎仍不常見。

當你坐著工作感到疲勞後，若能將辦公桌升高站著作業，這樣會比一直保持相同姿勢工作更不容易疲勞，也有益健康。最近市面上已推出按下一個按鈕就能自由改變高度的電動式書桌，可以坐著工作也能站著作業，非常推薦給大家。當然想要保持正姿的話，桌面上的配置也相當重要。

滑鼠與鍵盤最好擺在面前使用

桌上型電腦螢幕的位置應配合視線擺放，這也是很重要的一件事，否則當配置有礙姿勢時，將在不知不覺間造成身體不適。

常見的例子，就是將滑鼠置於遠處，因此手必須往前伸得老遠，導致肩膀整個拱起來。一旦手的位置超出身體前方，就無法維持拉背的姿勢。所以**當我們在操作電腦時，**

應將手臂靠在側腹部，再從手肘處彎曲，這樣的姿勢才正確。假使手臂的位置不正確，也會影響到後背的姿勢，所以必須特別留意。

曾有一名患者因為肩膀突然痛起來而來求診，原因正是出在滑鼠的位置不正確。聽說他當時正好換了一部電腦，順勢將過去擺在靠近面前的物品挪到遠處，雖然感覺使用不便，但還是繼續使用。後來這名患者改變了書桌上的配置後，症狀馬上改善了。

滑鼠與鍵盤應擺在面前使用。請將這個習慣當作是使用電腦時的鐵則。

即便坐著有注意到拉背的動作，但使用電腦一定會用手來操作，只要手的使用方式有誤，姿勢就會不正確。此外如果是在書桌上使用電腦時，請務必選購電腦螢幕與鍵盤會分開的桌上型電腦。雖然筆記型電腦使用起來非常方便，但終究是為了隨身攜帶所開發出來的產品。如果一定會在書桌上使用電腦的人，建議使用外接鍵盤。

我希望無論身為員工或是經營者都應了解一點，那就是對於必須長時間坐著處理文書工作的人而言，辦公桌周圍以及桌面上的配置非常之重要。如果配置不理想仍繼續工作的話，一定會有礙健康。

就像「走路」的習慣會嚴重影響我們的健康一樣，「坐著」時的習慣也會大大左右我們的健康。唯有重新檢視這二項習慣，才能端正姿勢，也能治癒身體疼痛。

坐著時的姿勢如果正確，自然可以使用到軀幹。如果能夠一般工作一邊鍛練軀幹，那不是很棒的一件事嗎？走路與坐著時的姿勢如果都正確，我們的身體就一定會變好，甚至能夠翻轉人生。

平常使用的椅子應「設法讓身體動一動」

如同螢幕的位置、鍵盤與滑鼠的位置很重要一樣，坐著處理文書工作的時候，椅子也是影響正姿的關鍵要素。坐錯椅子，自然坐姿就會改變，所以椅子在日常生活當中，算是最為關鍵的用品之一。然而在日本挑選適合自己椅子的習慣，卻仍未落實。

近來依據人體工學所設計出來的椅子，以及標榜體壓分散機能的椅子陸續推出上市，但是這些椅子究竟是否適合人體使用，卻令人充滿質疑。這些多功能書桌椅大多為外國品牌，原本就不適合亞洲人的體格。雖然尺寸種類十分多樣化，但是幾乎沒有推出適合亞洲人的尺寸，而且大多只有單一尺寸。

尺寸太大椅子坐墊會過寬，所以坐滿整個椅墊靠在椅背上的時候，雙腳便無法著地，膝蓋後側也會頂到坐墊的邊緣。再者，大費周章買了多功能的椅子，但卻鮮少有人能夠理解所有的功能，並且正確使用。

愈高價的椅子所具備的各種機能愈是五花八門，例如坐墊可以前傾，或是扶手的高度可以調整等等，許多人以為買了這種椅子就能高枕無憂，並沒有配合個人體型作調整便直接使用。所以我在各企業以姿勢為主題開設講座時，一定會提醒大家，請務必下載多功能椅的使用說明書仔細參閱。

話雖如此，但也並非完全活用椅子的功能，就能輕鬆地長時間處理文書工作。外國品牌的多功能椅除了尺寸不合適外，其實設計立意原本也是用來讓人放鬆。也就是利用後仰功能，將椅子傾倒後倚靠，再把雙腳擺到書桌上用的。就是外國電影或影集中的角色在陷入深思時，經常出現的那種姿勢一樣。

其實處理文書工作時，根本不需要後仰功能。但幾乎沒有人在使用多功能椅時，會將後仰功能上鎖，讓椅子固定避免傾倒。儘管多功能椅是依據人體工學所研發出來的椅子，但當使用者不了解人體工學該坐在哪個位置時，便一點意義也沒有了。

人的身體構造本來就不適合坐著，因此大家應該要了解不可能會有十全十美有益健康的椅子出現。外國學校曾使用平衡球來取代椅子，據說成效頗佳，例如兒童的專注力提升了，肥胖比率也減少了。處理文書工作時也是一樣，使用平衡球來取代椅子確實好處多多，例如可方便身體活動，還能避免姿勢一成不變。長時間保持同一個姿勢最不恰當，因此使用平衡球便可經常動來動去，很適合維持正姿。

僅有一點必須請大家多加留意，那就是平衡球必須在充飽氣硬挺的狀態下使用。因為充氣不足軟趴趴的平衡球，臀部接觸的部分會被壓平，坐起來會像椅子一樣。

但在辦公室使用平衡球還是需要一點勇氣，也需要周遭同事的理解。此外平衡球無法調整高度，所以辦公桌有時可能會過高或過低。像這種時候我都會建議患者，不妨使用放置在椅子上的「平衡器」或「平衡板」這類健康器材。

使用這些健康器材，就能一邊坐在椅子上一邊活動身體，獲得與平衡球相同的效果。我建議大家如果會從早到晚一直坐辦公桌工作的話，下午三點之前可以坐在一般的椅子上，接下來再將平衡器當作椅墊擺在椅子上坐著。現在除了這些器材之外，也推出了各種類型的辦公椅，我想有很多人都不知道該挑選哪一種好。

但不管是那一種椅子或器材，最重要的是要正確使用。別以為具備多樣化機能的椅子就能高枕無憂，關鍵在於仔細思考並善用巧思，讓自己坐著時也能維持拉背姿勢。

維持正姿萬萬不能做的NG習慣

「我們造成習慣，習慣成就我們。」這是英國詩人約翰．德萊頓說過的一句名言。

正如他所言一般，如能養成拉背習慣，就讓使身體保持正姿，如果養成NG姿勢的習慣，將對健康造成巨大影響。除了使用不適合身體的椅子之外，我們也常常會做出妨礙拉背姿勢的NG習慣。如果不了解這些習慣不利身體健康的話，無論你在日常生活中如何有意識地拉背，都無法維持正姿。

如果你有下述習慣，請立刻重新檢視生活習慣。如此一來，一定能夠改善你的姿勢。

①盤腿坐

由於腰部會後往傾倒，因此不建議大家盤腿坐。只要抬高臀部的位置，腰部位置就會和正坐時一樣，所以可將坐墊放在臀部下方，以便維持拉背的姿勢。

②使用和室椅

坐在和室椅上雙腳會往前伸，因此會造成骨盆傾斜、後背彎曲，導致椎間盤疼痛，所以絕對不可以使用和室椅。如果要坐在地板上，最好還是應正坐在坐墊上，或是將坐墊放在臀部下方坐好。

③坐著時臀部口袋有物品

有些人習慣將手機或是錢包放在臀部的口袋，坐著時也不會特別拿出。但坐著時會因為錢包等物品放在臀部口袋的關係，造成腰部位置抬高，導致骨盆歪斜。

④翹腿坐

翹腿坐也會導致骨盆歪斜，不過可將腳踝處（腳尖）靠在另一隻腿上。

⑤搭飛機或新幹線時會將椅子往後倒

搭飛機或新幹線時應避免將椅子往後倒，這樣才能保持正確的坐姿，而且這種姿勢才不容易疲累。如果將椅子往後倒，反而會造成腰痛。

⑥長時間搭車

一般騎車的座椅構造與沙發相當類似，所以骨盆容易傾倒，導致姿勢不正確。長時間開車時，必須設法於腰部後方放置靠墊。此外廂型車或卡車的座椅角度會比一般騎車更接近直角，所以對於腰部來說較為理想。

⑦背靠著枕頭看書

在床上背靠著枕頭看電視或看書的話，會對腰部造成極大負擔。睡覺時也應避免床鋪過軟或枕頭過高，造成身體懸空或翻身不易。

⑧穿西部牛仔靴走路

西部牛仔靴原本就是用來騎馬時穿著的靴子，所以質地較為堅硬。倘若長時間穿著西部牛仔靴走路，腳趾會緊縮在一起，使雙腳無法保持重心。

⑨總是用同一側肩膀揹包包

雖然會因為慣用手的關係，讓人不知不覺習慣用同一側肩膀揹包包，但會因此造成肩膀痠痛或身體歪斜，所以請平均輪流使用左右側肩膀揹包包。而且最好使用後背包以減輕肩膀的負擔，盡量不要使用側背包。

⑩ 椅子沒有坐滿

正確的坐姿，基本上須將椅子坐滿，然後將骨盆立起，將坐骨頂在坐墊上坐著。不少人搭車時都不會將椅子坐滿，乍看之下這種姿勢看似輕鬆，但卻會造成腰部極大負擔，因此請立刻改正過來。

看完後大家有何感想呢？我想應該有許多人很意外平時不經心的習慣動作，竟會造成姿勢的不良影響吧？只要在日常生活中多加留意，停止這些會影響姿勢的習慣，大家的姿勢一定會有所改善。

維持正姿萬萬不能做的NG習慣

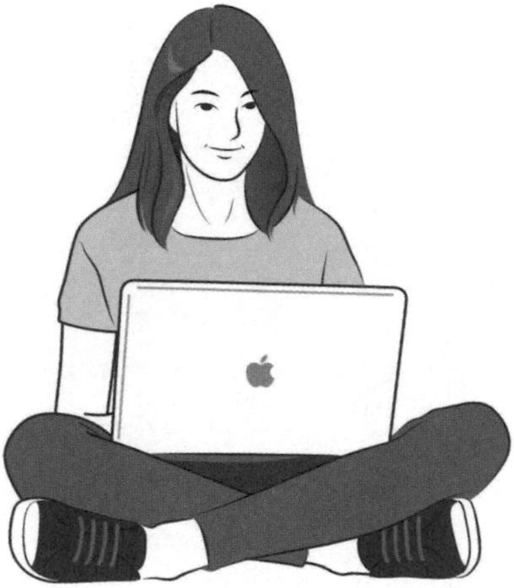

盤腿坐。

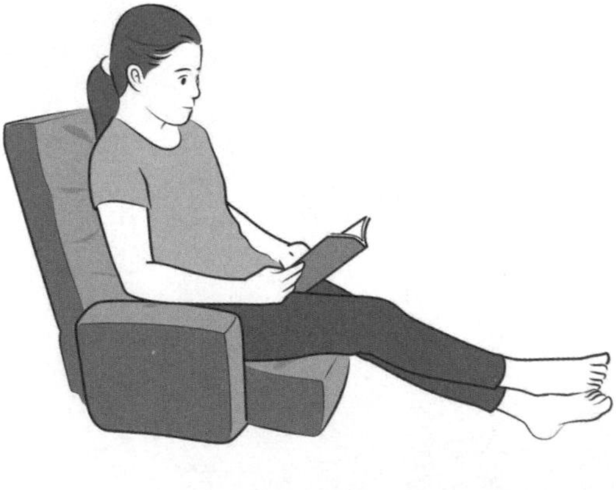

使用和室椅。

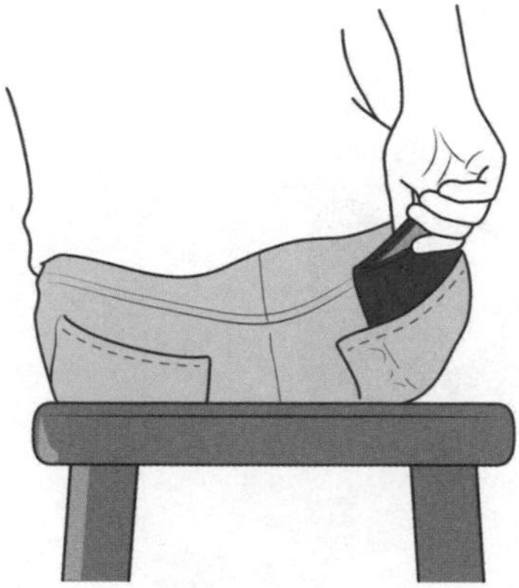

坐著時臀部口袋有物品。

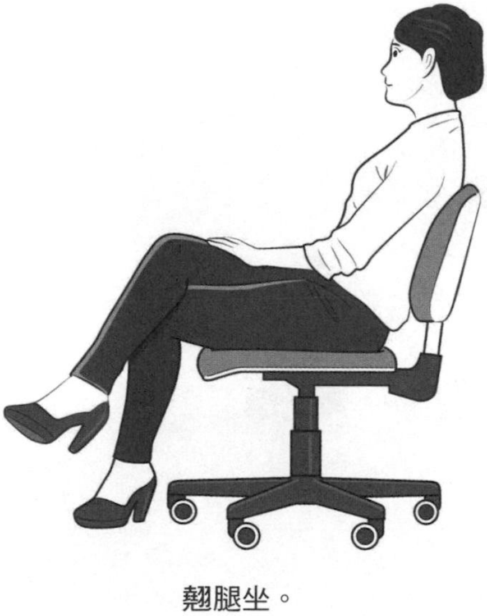

翹腿坐。

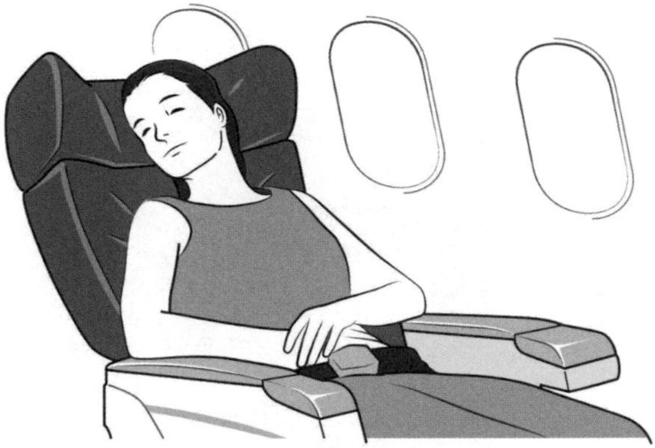

搭飛機或新幹線時會將椅子往後倒。

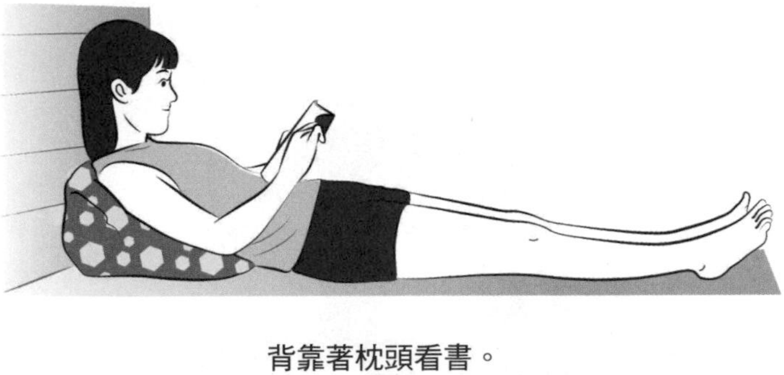

背靠著枕頭看書。

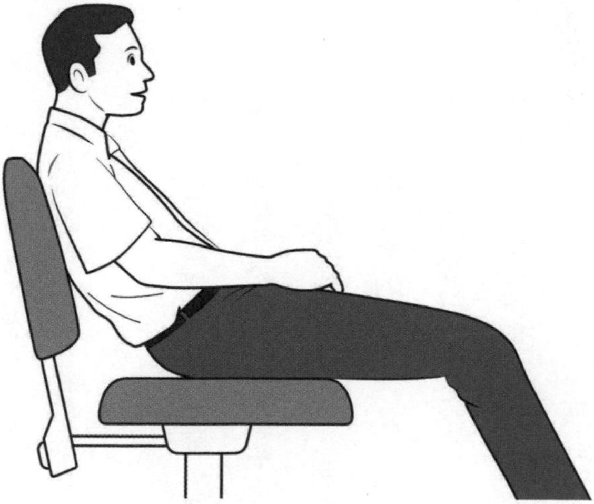

椅子沒有坐滿。

古時候的「用餐禮儀」就是正姿

日本國民動畫「海螺小姐」，自一九六九年開始播放至今已歷經近五十個年頭，平均收視率仍維持在二位數左右。每次看到磯野一家人圍著矮飯桌正坐用餐的模樣，不禁覺得這種矮飯桌正是維持正姿的理想餐桌。

假使無法正坐的人坐著地板上用餐依舊無法保持正姿，甚至會背靠在和室椅上吃飯的話，倒不如依照現代的用餐模式，調整好姿勢坐在餐桌椅上用餐更為理想。

如果想要全家人一起用餐，千萬不能讓兒童使用大人用的椅子。此時還是應選擇可配合身體成長狀況，調整坐面及腳踏台高度的椅子為宜。如果雙腳無法著地一直搖來晃去的話，孩子吃飯時便無法平心靜氣，所以椅子最好還是要有穩定的腳踏台設計。此外坐著的時候，也要調整高度，讓孩子的視線高度與大人等高。

吃飯時保持正姿，整個用餐過程的動作就會非常優雅。吃飯時的基本姿勢應避免身體往前傾，所以最好準備筷架、取菜盤、長筷，才能遵循這些原則。舉例來說，如果用自己的筷子直接夾取大盤中的料理，手會不夠長，所以身體一定會往前移動。但是倘若使用比自己筷子更長的長筷，便容易取菜，身體才不容易往前移動。

此外手一直拿著筷子的話，很容易一口接一口地將食物往嘴裡送。所以一定要使用筷架，暫時將筷子放下來，讓自己在用餐時能充分咀嚼。

再者如能準備取菜盤的話，就能將料理放到自己身邊，可避免前傾姿勢。仔細想想，代代相傳的用餐禮儀與作法，或許也有助於使人在用餐時保持正姿。

每次用餐的時間並不會太長，因此或許有人會認為不需要每次用餐都注意姿勢的問題。但是**吃飯時如能保持正姿，不但咀嚼次數會增加，也能防止暴飲暴食的情形，而且也有助於胃部運作，有益健康**。

我每天都會趁著早、中、晚用餐時提醒孩子保持正姿，或許就是因為這樣，當他們坐在書桌前就會習慣去注意姿勢。也就是說，用餐時正是在家訓練正姿的好機會。

教導孩子注意姿勢的最適當時機就是「用餐時間」，千萬要好好保握，請務必傳授孩子在用餐時養成拉背的姿勢。

「鞋底」告訴你的事

瑪麗蓮·夢露蔚為二十世紀最具代表性的性感象徵，一提到她的正字標誌，應該就是紅唇及嘴邊的黑痣，再加上獨樹一格的「夢露步態」走路方式。

據說她為了讓走路姿勢看起來更性感，因此特別下了一番工夫，使臀部往左右擺動的幅度會比一般人大。坊間傳聞，她會刻意改變左右腳的高跟鞋鞋根高度，穿著右腳高度比左腳矮六公釐左右的高跟鞋。

夢露的計策相當成功，她在一九五三年上映的電影《尼加拉瀑布之戀》中展現的扭腰漫步模樣，讓全世界的男性為之瘋迷。但是也因為這種特殊高跟鞋的關係，讓她深受嚴重腰痛所苦。瑪麗蓮·夢露為了成名所付出的代價，未免太大了一些。

即使不像夢露刻意造成高跟鞋不等高，仍經常可在大街上看到鞋跟明顯磨損的人，絕大多數都是雙腳鞋跟外側斜向磨損，這些人都是因為外八走路，才會造成這種現象。

也就是說，原本腳底應該筆直地從正中央著地，但是這些人卻是從鞋跟外側先接觸地面。此外雖然出現下述症狀的人數比例不高，但是其中也會有人鞋跟內側磨損得極為嚴重，或是單腳外側磨損，但是另一隻腳卻是內側磨損。

無論如何，當鞋跟著重在單側極度磨損的人，絕對可斷言這個人的關節有問題，不是腳踝關節活動有困難，就是膝蓋周圍無法活動自如。這些問題會連帶導致身體無法前屈，或是走路時膝蓋一直彎曲，因此會演變成不良姿勢以及身體歪斜。

走路時腳的方向，當然還是以「朝向正前方」最為正確。

平時將注意力放在拉背姿勢的同時，切記也要留意雙腳是否有朝向正前方。此外，還有一點必須格外注意，那就是當你發現鞋跟磨損時，應立刻換雙鞋子，或是將鞋子拿去修理。因為一直穿著鞋跟傾鞋的鞋子，將使姿勢逐漸變歪斜。

請養成檢視自己鞋跟，確認是否磨損的習慣。

當你發現鞋跟磨損了，最好拍照留作記錄。這麼做，也能長期記錄進行比較，當新鞋磨損程度與舊鞋相同時，究竟經過了多久的時間。假使鞋跟的磨損時間拉長了，表示你的姿勢或走路方式已有改善，也作為調整自己走路方式時的參考依據。

很多人當鞋尖髒汙很嚴重，或是當鞋子變舊了就想換新鞋，但是鮮少有人會去觀察鞋跟的狀態，當作買新鞋更換的判斷依據。

但是一直穿著鞋跟傾斜的鞋子，自己的身體就會隨著鞋跟傾斜，所以當鞋跟磨損後就應提醒自己，應該修理鞋子或是換新鞋了，想要身體健康的人，一定要做到這點才行。而且像這樣經過修理的鞋子，理論上也能用來作為矯正姿勢的器具。

上班族在購買新鞋的時候，千萬不要看價錢或品牌作挑選，最好盡量選擇鞋底柔軟的上班皮鞋。因為彎曲鞋子的時候，在腳趾根部的地方可以彎曲的鞋子，肯定方便行

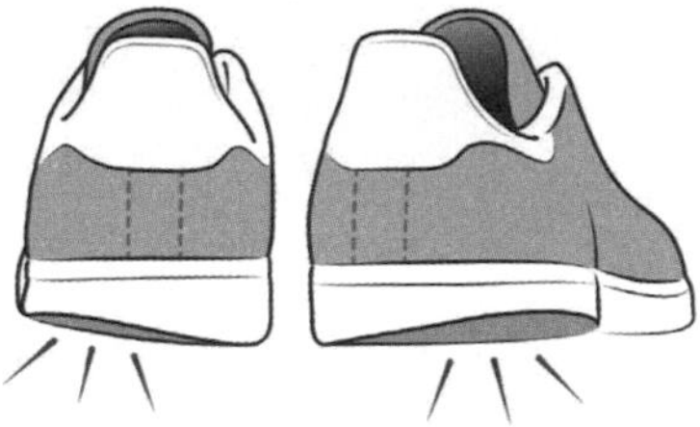

鞋跟外側斜向磨損，就是姿勢不良造成的。

走。**鞋底硬的鞋子，會使雙腳關節的動作全部受限，讓原本理應可以運用的雙腳無法完成動作，甚至有造成這些部位退化之虞。**

本來皮鞋就是用來緩步走在地毯上的鞋子，不適合長時間在柏油路上行走。因此像業務東奔西跑，即便要穿皮鞋，也請選擇鞋底像慢跑鞋一樣柔軟的健走型上班皮鞋。

醫院的醫生並不是「健康的醫生」

三浦雄一郎先生以八十高齡，成功完成世界最高峰聖母峰登頂的偉大壯舉，但是傳聞他在六十幾歲初期是個不折不扣的代謝症候群患者，而且他當時的體脂肪居然高達百分之四十五！甚至疑似患有狹心症及糖尿病，身體絕對稱不上健康。

因此他一念興起，開始進行訓練。

平時他會背著重達二十公斤的背包，再於雙腳腳踝分別綁上四十公斤的沙包在大街上散步，這才打造出一副強健體魄。他年屆高齡後仍然繼續鍛練肌肉，改善身體健康的偉大壯舉經大眾口耳相傳後，帶給了許多高齡者勇氣與希望。

然而人類身體的肌肉會隨著年齡增長逐漸減少，身體會變僵硬，反射神經也會衰退。如此一來，即便精神上仍保持朝氣蓬勃，但還是會容易受傷。一旦發生意外受了傷，就會叫人感嘆不得不承認每天一步步老化的事實，這在某種程度而言，可能也是無可奈何之事。不過最重要的是，當你不小心受傷時，如何正視這項事實才行。

受傷後前往醫院接受診療時，醫生以及護理師都會像這樣溫柔地安慰你。

「像你這把年紀的人經常會這樣，所以你不必擔心。」

「這點小傷不會致命，所以你不必擔心，你可能只是太累了。」

當你受傷後心情頹喪時，一聽到別人這麼跟你說的話，通常會不自覺地放下心來，全盤接受對方的說法，然後會出現這些想法。

「都已經這把年紀了，受傷也是正常的，而且應該不只有自己會這樣。」

「一定是前幾天睡眠不足造成的，我只是剛好太累了而已。」

但是像這樣把受傷怪罪於上了年紀或是過勞，自我安慰的話，乍看之下雖然看似合理，卻也等同於錯失了找回健康的良機。

我想要告訴大家的是，醫院的醫師只是「疾病的醫生」，並不是「健康的醫生」。他們的工作是在判斷「患者的生命是否有異狀」，並不會去思考「患者能否健康地過生活」。

因此醫院的醫生並不會向我們提出警告，跟我們說「以你現在的狀態無法維持身體健康」。老實說，醫院醫生的工作其實是在幫助我們從疾病狀態提升至無病狀態的灰色地帶，但是想從灰色地帶回復到健康狀態，就只能靠我們自己去努力。

被高低落差絆倒，或是失去平衡沒踏好樓梯，甚至於久未運動而扭傷腳。像這種時候大多數都人都會感嘆，自己大概也上了年紀了……。但其實大家根本無需沮喪。

如能趁著這次受傷，**讓自己有所警覺，開始保養身體的話，應該能夠讓自己的身體變得比現在更健康**。就像三浦雄一郎證明給我們看的一樣，人即使上了年紀，還是能夠鍛練肌肉，改善身體。

姿勢不正，一定會負面思考

過去竹中直人先生曾在年輕時創造出「邊笑邊生氣」這種獨一無二的搞笑橋段，成為搞笑節目素人參賽單元的人氣王。嘴巴明明大吼著「別鬧了，你這混蛋！」的罵聲，但卻一臉笑咪咪的模樣，這種落差實在叫人捧腹。

如同這個例子，當人眼見所及的印象與嘴巴說出來的語言感覺對不上時，就會覺得很不協調。這個道理與姿勢一樣。請大家試著保持拉背的姿勢，然後挺起胸後這麼說。

「我的人生走到了谷底……」

或是駝著背，將後背拱起來這麼說：

「我精神十足！」

感覺如何？是不是覺得怎麼做都感覺怪怪的，很彆扭呢？像這樣語言涵意與姿勢落差的不協調，正是人類身體與情緒息息相關的證明。所以當人類心情低落時，就會下意識地低下頭去，反過來說，當發生有趣或開心的事情時，自然就會挺起胸膛來。

人類的情緒受大腦所掌控，而大腦則與通過脊椎內部的神經束相連接。因此**大腦受到脊椎位置極大影響，當你挺起胸保持朝向正前方的姿勢，低落的情緒與態度也會連帶變好**。當你似乎有什麼不好的想法時、難受的時候，最好挺起胸膛。我常會建議患者跳一跳。當你在小步跳躍時，姿勢自然會變好，而且人在跳躍時就不會心情低落。

反過來說，當姿勢不佳時，就會不自覺地出現負面思考。這樣一來，不但無法激發創造性的靈感，注意力也會下降。如果是走投無路，一直抱怨為什麼凡事不順的人，應該大部分都是駝著背才對。當你在工作時思考停滯，不如先暫時離開座位拉拉背，做做深呼吸。光是這麼做就能讓你轉換心情，變得神清氣爽。

順帶一提，憂鬱症的人我敢斷言他的姿勢一定不正確。姿勢不良除了會造成身體不適外，也與心靈不適有著密切關係。

在動物的世界裡也是一樣，死氣沉沉的生物沒有活力，朝氣蓬勃的動物自然才能生存下來。人類也是同理可證，姿勢端正態度積極的人，在社會上才能引人矚目。我們也應該拉背正姿，挺起胸膛地度過每一天。

姿勢正了，人生就對了

拉背除了具有將身體筆直伸展的物理治療用意之外，也能在精神面不斷地挑戰自己的實力。在此觀點影響下，我自己似乎從以前到現在總是習慣在拉背後，將目標設定在超越自己極限的更高境界。哪怕是遙不可及看似「難題」的目標，一旦下定決心勇往直前後，總是能出乎意料地在不知不覺中達成。

就好像過去作夢也想不到自己能在東京青山開設診所，甚至還出了書。但是只要明確設定出「目標」後，自己就會在不自覺間付諸行動，並加以實現。例如最近開始挑戰的鐵人三項，就是最好的例子。

現在回想起來，原本我連二十五公尺也游不完，後來居然去挑戰必須游完長達三點八公里的賽事，還真是有勇無謀的嘗試。但在友人邀約之下，二話不說還是先報名了。像我這樣先不去擔心如何完成賽事，藉由他人教導如何游泳的同時一邊練習，在這期間果敢地挑戰過去一直認為自己做不到的事情後，感覺竟變得愈發有趣了。

假使之前我的姿勢不正確的話，說不定就不會出現這種感覺了。或許正是因為拉背使自己能夠正向思考，才能達成目標……，一想到這裡，不禁令人心情愉悅。

人類自己所設定出來的界限，其實只是一種自我設限。有時試著豁出一切超越這個界限，反而能意外地表現的更好。

事實上我在拉背後，另外又有了一個新的目標。那就是「希望能夠有更多人『拉背』後得到健康」。身體健不健康與姿勢有直接關係，讓愈來愈多人了解拉背可以獲得身體健康，也正代表能有更多人能夠長命百歲享受人生。若期盼未來的社會能夠充滿希望，絕對需要更多朝氣蓬勃的成年人。假使在三十年後的日本，人人拖著病體有氣無力的話，下一代肯定會紛紛逃往其他國家。

如果各位讀者在參閱完本書後，能有更多人學會拉背並擁有健康體魄的話，一定也能連帶影響周遭的每一個人。希望大家充分了解拉背正姿以及活動身體的重要性，正確活動身體以避免造成身體負擔，並且趁此機會讓愈來愈多成年人開始動起來的話，我相信一定能夠改變整個社會現狀。

如今日本被全世界視為高齡化相當嚴重的國家之一。

假使現在日本有愈來愈多的成年人不斷地動起來，未來日本能成為不需要照護的國家，或許就能成為全世界前所未見的高齡化社會理想典範。

如果每一個人都能藉由拉背維持姿勢，久而久之也能使下一代的社會環境更加穩定，光是想到這裡就令人雀躍不已。生活在這個世界的人，沒有一個人能被取代。我們每一個人類都是在漫漫歷史長河中代代相傳，具有汰弱擇強的優秀ＤＮＡ。因此能夠生活在這個年代下的人，一個個都是優秀的個體。

有幸接觸過眾多患者後，我真切地體會到一點，那就是所有人都是承繼先人的最完美結晶，甚至也能稱之為世界遺產。如今因為姿勢不良深受其苦的人，他的身體也是這些世界遺產之一。所以如能養成拉背正姿的習慣，一定能讓身體活動自如，變得積極正向。絕對有方法能讓自己步向精神抖擻的光明大道。

想要設定超越自我目標並加以達成的人，首先必須藉由正確的拉背動作，使自己身體得以毫無極限的活動自如，進而讓自己的精神面變得積極進取。

過去一度鎖國的日本在開國後，包括日本人的優美姿勢等各種優點，都令造訪的外國人為之驚豔與欽佩。原本日本人無論在精神方面或是肉體方面，都具有絕佳的體質。如果愈來愈多人能在拉背後獲得健康的話，日本不單單能成為平均壽命長的國家之外，更能成為健康壽命長的國家。

這樣一來，日本說不定能重新找回開國當時廣受全世界盛讚的風采。

結語 人生，會因為一瞬間轉折而改變

「幸好認識了醫生您，真的改變了我的人生。」今天我也在患者的感謝聲下，結束了這天的診療工作。我的一天，在治療患者的期間感覺過得最充實。

當然我也熱愛與家人相處以及鑽研姿勢學問的時間。但是能與大家結緣，參與大家人生出現轉變的瞬間，是我內心最為欣喜愉悅的一刻。我生為仲野整體的第四代傳人。十分慶幸自己能在這個極度關注健康的家庭，且家教極為嚴謹的環境下成長。年幼時只要我的姿勢稍微不正確，誕生自明治年間的祖母就會拿著長尺檢視我的後背，嚴格管教我的姿勢，這種管教方式至今我仍相當感激，視為一輩子的財產。

國高中時期，大概是由於叛逆的關係，不但愈來愈排斥讀書，成績也一塌糊塗，運動更好不到哪裡去，甚至還大學聯考落榜淪落為重考生。後來即便考上大學，也是一副吊兒啷噹的態度，回想起來真的很不好意思。就在我學生時期的倒數階段，偶然在親友邀約下，到印度旅行當背包客，沒想到就在當時讓自己的人生出現了極大轉變。

轉變的契機，是遇到了一貧如洗卻仍認真生活的「三輪車少年」。他一輩子只能生活在父母賣命工作的環境下，但我在富裕環境下長大成人，卻隨波逐流漫無目的地旅行。使我開始認真思考「我的生活目標究竟在哪裡」、「我為何會出生在這個世界上」。於是我下定決心從事只有自己才能做得到的工作，幾番思量後，我選擇了父親的工作。我立志成為治療師的學習之路，就是從此處作為起點。

「姿勢（註：日文中也具有『態度』之意）」一詞，是明治初期的和製漢語。具有身體的呈現方式，以及內心對於事物的看法這二種含意。在印度的邂逅，也正是我個人「態度」發生轉變的瞬間。爾後我跟在父親身邊八年，學習日常生活中身體的使用方式與飲食，還有人類身處環境的重要觀念。此外也同時發現許多人並不明白這些道理，把人生都「白白糟蹋」了。我想要告訴幾十年來一直飽受腰痛之苦的人，改正錯誤的身體使用方式，保持「正姿」是相當重要的一件事。

過去一直有人向我反應「三十年前就應該讓大家知道」，第一次有人這麼跟我說的瞬間真的備感衝擊，至今仍留下鮮明記憶且滿心慚愧。因此我致力讓每一個人都能身體健康，全力投入並付諸行動，希望大家能藉由「拉背」進而思考自己健康的問題。

人生，會因為一瞬間的轉折而改變。**請透過本書改變你的姿勢，姿勢一端正，健康就會改善。**而且好處還不僅如此而已。最重要的是，無論在商場上或是私底下都能改變你給人的第一印象。對方對你的印象愈好，愈能得到對方信任，工作以及人生皆能一帆風順。必須對健康充滿自信，才能在這個社會上生存……。我堅信唯有身體健康的人，才能形成健全與充滿關懷的社會。如果能有愈來愈多人將這本書視為至寶珍藏於書架上，使自己得以在更美好的環境中自在地生存下去，將令我備感欣喜。

最後由衷感謝在我一生中總是全力支持我的千春與有紀。還有我的師傅，也就是我的父親仲野彌和。感謝他在我的成長過程中「鼓勵我從事熱愛的工作」，讓四個兄弟姐妹全部都能投入相同的工作。另外能夠真正理解並永遠鼓勵我的母親昌子女士，以及三位弟弟廣倫先生、有草先生、仁裕先生，能夠與他們一同共事創造新時代並分享願景，令我備感榮幸。此外也要感謝各位與我抱持不同理念的人，在我的人生中激盪出各種火花。另外也很感謝在氣功及太極拳方面教導我許多艱深理論的外山美惠子老師。最後還要誠心感謝在這漫長的企畫期間，一直熱心投入的編輯綿谷翔平先生。

你的人生會改變。接下來，你所關心的人的人生也會改變。最後整個社會就會逐漸轉變。本書如能成為改變時代的重要推手，我將備感榮幸。

二〇一五年八月

於青山大道梧桐能映入眼簾的辦公室

仲野孝明

HealthTree
健 康 樹 健康樹系列 101

拉背調整小姿勢，拯救痠麻痛

脊椎拉直保持暢通，沿線堵塞鬱結的痠痛病灶就會遠離

長く健康でいたければ、「背伸び」をしなさい

作　　者　仲野孝明
譯　　者　蔡麗蓉
總 編 輯　何玉美
責任編輯　盧羿珊
封面設計　張天薪
內文排版　菩薩蠻數位文化有限公司

出版發行　采實出版集團
行銷企劃　陳佩宜・陳詩婷・陳苑如
業務發行　林詩富・張世明・吳淑華・林踏欣・林坤蓉
會計行政　王雅蕙・李韶婉
法律顧問　第一國際法律事務所　余淑杏律師
電子信箱　acme@acmebook.com.tw
采實ＦＢ　http://www.facebook.com/acmebook

ＩＳＢＮ　978-986-95473-6-9
定　　價　300 元
初版一刷　2017 年 12 月
劃撥帳號　50148859
劃撥戶名　采實文化事業有限公司
　　　　　104 台北市中山區建國北路二段 92 號 9 樓
　　　　　電話：02-2518-5198
　　　　　傳真：02-2518-2098

國家圖書館出版品預行編目資料

拉背調整小姿勢，拯救痠麻痛：脊椎拉直保持暢通，沿線堵塞鬱結的痠痛病灶就會遠離 / 仲野孝明作；蔡麗蓉譯. -- 初版. -- 臺北市：采實文化, 民106.12
面；　公分. -- (健康樹系列；101)
譯自：長く健康でいたければ、「背伸び」をしなさい
ISBN 978-986-95473-6-9(平裝)
1.姿勢
411.75　　106020013

采實出版集團
ACME PUBLISHING GROUP

廣 告 回 信
台北郵局登記證
台北廣字第03720號
免 貼 郵 票

采實文化 ACME PUBLISHING 采實文化事業股份有限公司

10479台北市中山區建國北路二段92號9樓

采實文化讀者服務部　收

讀者服務專線：(02) 2518-5198

仲野孝明／著 **蔡麗蓉**／譯

長く健康でいたければ、「背伸び」をしなさい

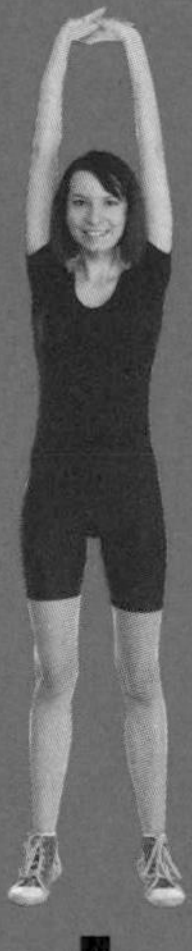

拉背

調整小姿勢，拯救痠麻痛

Health tree
HealthTree 健康樹 **系列**專用回函

系列：健康樹系列101
書名：拉背調整小姿勢，拯救痠麻痛

讀者資料（本資料只供出版社內部建檔及寄送必要書訊使用）：

1. 姓名：
2. 性別：□男 □女
3. 出生年月日：民國 年 月 日（年齡： 歲）
4. 教育程度：□大學以上 □大學 □專科 □高中（職） □國中 □國小以下（含國小）
5. 聯絡地址：
6. 聯絡電話：
7. 電子郵件信箱：
8. 是否願意收到出版物相關資料：□願意 □不願意

購書資訊：

1. 您在哪裡購買本書？□金石堂（含金石堂網路書店） □誠品 □何嘉仁 □博客來 □墊腳石 □其他：____________________（請寫書店名稱）
2. 購買本書的日期是？______年______月______日
3. 您從哪裡得到這本書的相關訊息？□報紙廣告 □雜誌 □電視 □廣播 □親朋好友告知 □逛書店看到 □別人送的 □網路上看到
4. 什麼原因讓你購買本書？□對主題感興趣 □被書名吸引才買的 □封面吸引人 □內容好，想買回去試看看 □其他：____________________（請寫原因）
5. 看過書以後，您覺得本書的內容：□很好 □普通 □差強人意 □應再加強 □不夠充實
6. 對這本書的整體包裝設計，您覺得：□都很好 □封面吸引人，但內頁編排有待加強 □封面不夠吸引人，內頁編排很棒 □封面和內頁編排都有待加強 □封面和內頁編排都很差

寫下您對本書及出版社的建議：

1. 您最喜歡本書的哪一個特點？□健康養生 □包裝設計 □內容充實
2. 您最喜歡本書中的哪一個章節？原因是？

____

____

3. 您最想知道哪些關於健康、生活方面的資訊？

____

____

4. 未來您希望我們出版哪一類型的書籍？

____

____